王永炎院士
明医琐谈

王永炎　编著

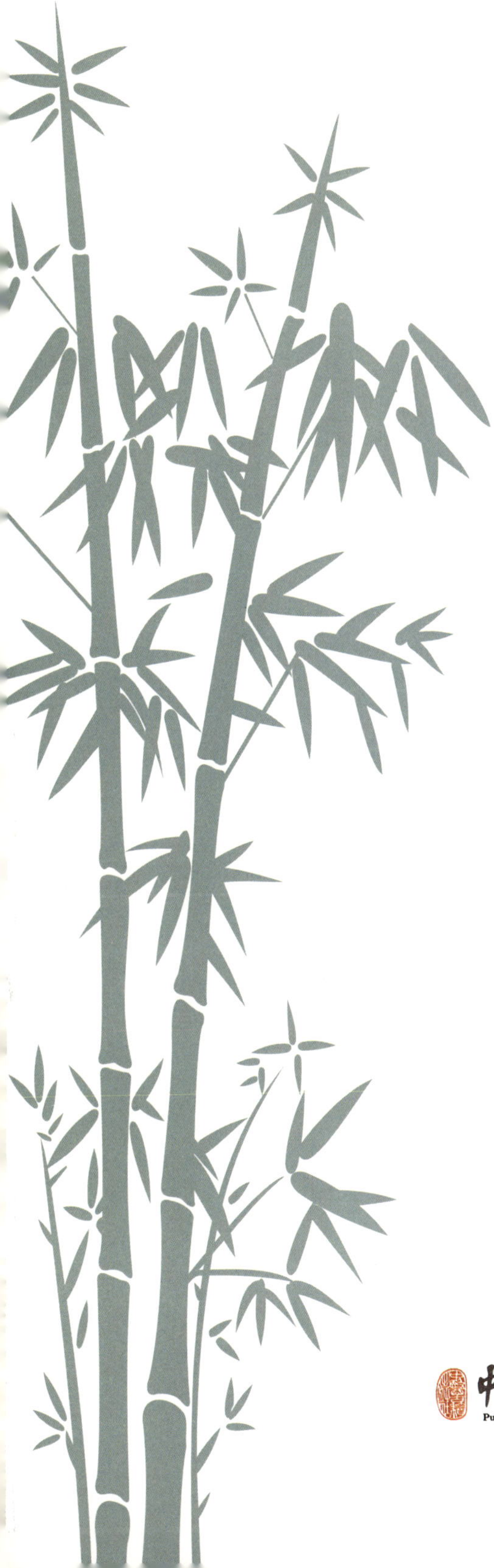

中医古籍出版社
Publishing House of Ancient Chinese Medical Books

图书在版编目（CIP）数据

王永炎院士明医琐谈 / 王永炎编著 .—北京：中医古籍出版社，2023.2

ISBN 978-7-5152-2566-1

Ⅰ . ①王… Ⅱ . ①王… Ⅲ . ①中医临床—经验—中国—现代 Ⅳ . ① R249.7

中国版本图书馆 CIP 数据核字（2022）第 165074 号

王永炎院士明医琐谈

王永炎　编著

策划编辑　李　淳
责任编辑　吴　頔
封面设计　王　磊
出版发行　中医古籍出版社
社　　址　北京市东城区东直门内南小街 16 号（100700）
电　　话　010-64089446（总编室）010-64002949（发行部）
网　　址　www.zhongyiguji.com.cn
印　　刷　廊坊市靓彩印刷有限公司
开　　本　710mm×1000mm　1/16
印　　张　14　　　彩插　0.5
字　　数　220 千字
版　　次　2023 年 2 月第 1 版　2023 年 2 月第 1 次印刷
书　　号　ISBN 978-7-5152-2566-1
定　　价　68.00 元

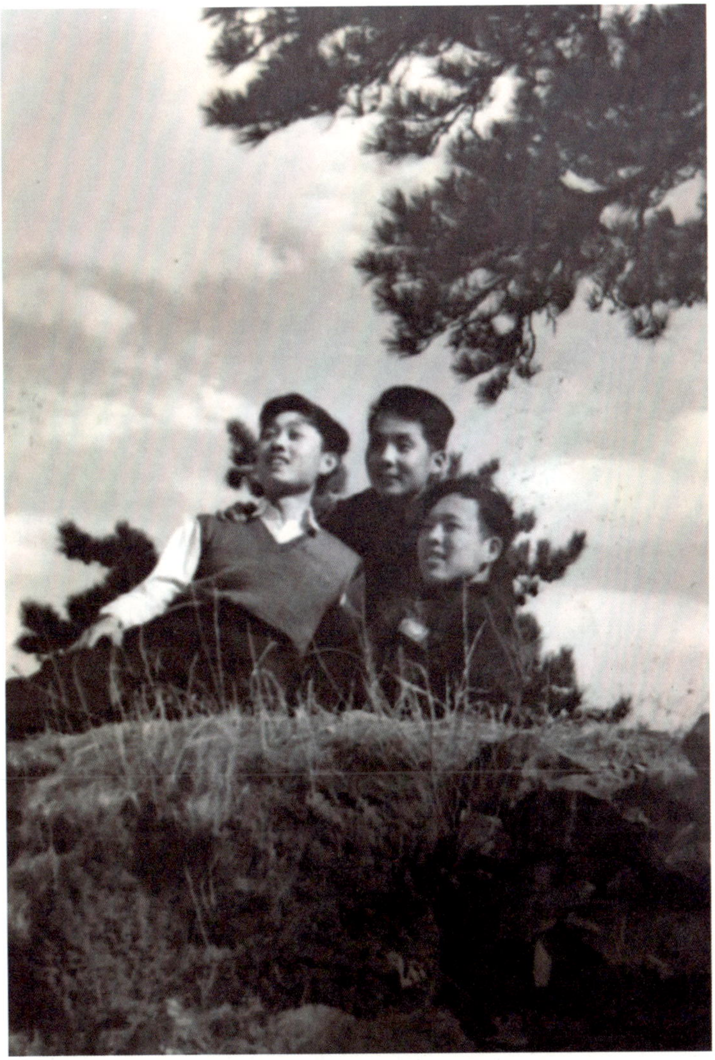

王永炎院士中学时代

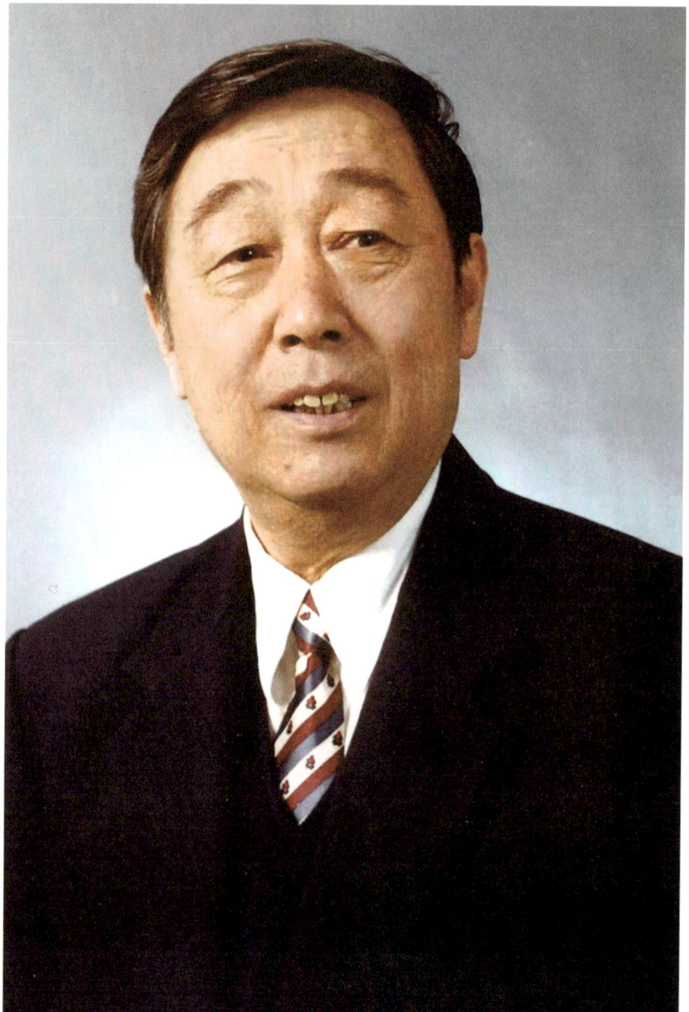

王永炎院士近照

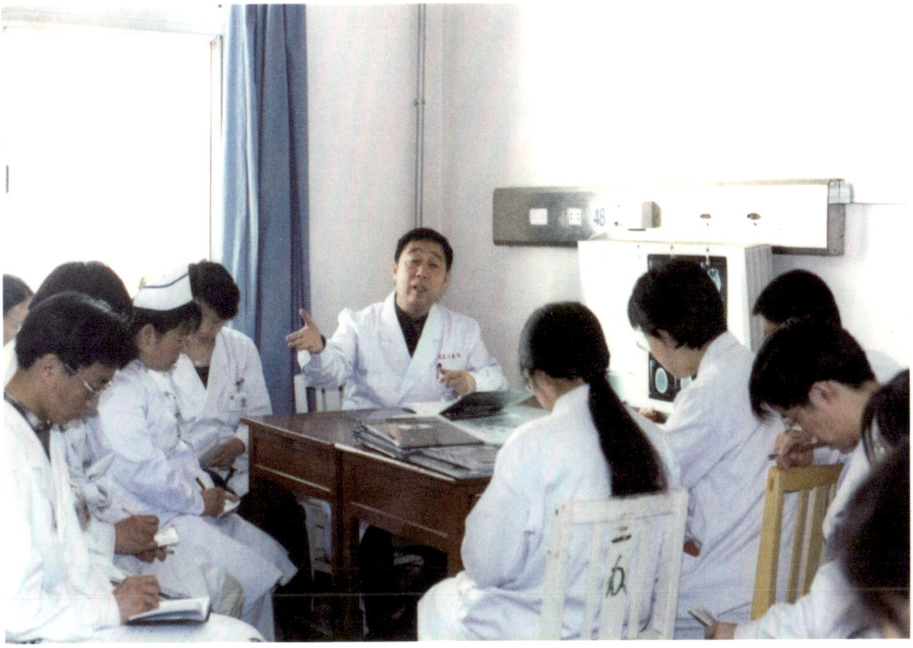

王永炎院士工作照

序

五十余载目睹先生在“传承精华、守正创新”中开悟与领航着现代中医药的创新发展，受教良多。时逢《明医琐谈》一书付梓之际，先生嘱吾写序，与有荣焉！

《明医琐谈》一书收纳先生的襄诊心得、美育门径、执教感悟、诗作和书序等，反复拜读，深感先生道德、学术、临床、科研、教学、管理实乃近代中医药史上之“先哲的精神，后生的楷模”也！

先生出生于天津，世代书香门第，祖上为一方名医，时称“药王家”。天资聪慧，博闻强记。三岁开蒙，描红习字。四岁按族谱排行改名永炎。五岁即显爱国之志，参加儿童团以抗日救国。七岁私塾上学，后随父母定居北京。先后入辅仁男中、北京十三中学读书，品学皆优。一十八岁考入北京中医药大学，始涉《内经》《伤寒论》等中医古章典籍，略知晓音韵经文。年方弱冠，除多次临床实习以提高临证技能外，亦积极参加文艺表演、校刊编辑、医疗支援、教学培训等活动。历经留校任教，下乡锻炼后回北京中医学院附属医院内科从事临床工作，师从董建华主任。“文化大革命”中“下矿井，去农村，早临床，多临床”，通过实践出真知。为提高临床技能，多次赴北京协和医院进修并开展“化痰通腑法治疗中风病急性期临床疗效观察研究”。四十五岁，当选为中华中医药学会急诊分会主任委员，创办《中国中医急症》杂志以拓展中医药救治危急重症路径。翌年，挑北京中医学院院长重担，身蹈力行，弘扬中医药及其学术精神，期间历经坎坷，不坠青云之志，主编出版《临床中医内科学》(上、下册)。五十九岁，当选中国科学技术协会常务委员，中国工程院院士，中国工程院医药卫生学部委员。花甲之年，被授命中国中医科学院院长。翌年，作为首席科学家主持中医药行业第一个国家重点基础研究发展计划（973 计划）项目“方剂关键科学问题的基础研究”，开创中医药重大项目基础研究先河和多领域专家协同攻关模式，同年当选全国科学技术名词审定委员会中医药名词审定委员会主任委员。六十五岁，当选为全国人大常委会委员及科教文卫委员会委员为国家发展献计献策。翌年，被全国总工会授予中央国家机关“五一劳动奖章”。六十九岁，主编《中医脑病学》。七十一岁，受聘主持《国家基本药物目录》2009 版修订工作，并担任国务院重大新药创制专项主体组成员，矢志建立适用于中国实情的国家药物管理和研发体系。七十二岁，面对全球突发传染病威胁，出任国家突发公共卫生事件专家咨询委员会副主任，在临床一线领导中医药传染病防控工作，成效卓著，中外赞誉。七十四岁，受聘为国务院中央文史研究馆馆员，力倡中国文化自觉。七十六岁，因在中医药标准化方面的杰出贡献，获得“中国标准化终身成就奖”。

先生信仰古贤“不务农难成明医”。1963—1976 年，下农村、牧区、矿山巡回医疗约占五个年头，经历多个省市区域，培育儒道情怀、道法自然，让自然真正成为自然的信仰。

先生以善为先，以真为鉴，以美为求。为中医药事业之创新发展，养浩然之正气，怀济世之良愿，秉承天赋，忍辱负重，铁肩担当，临危授命，补先贤之未逮，拓学术之区宇，强调“以出世精神，做入世事业”，提倡“为团队修身，为事业出力”，推崇“独立之精神，自由之思想”。先后创“病络”学说，出“类中风”论断，建“组分配伍”理论，领中药“二次开发”路径，新“证候要素”病机，树“化痰通腑”法和“益肾化浊”法，定“中风辨证量表”，立“方剂组学”，正是“满眼生机转化钧，天工人巧日争新”。

先生通晓经典，融汇中西，于临床、基础、教育、管理等均有建树，深谙人才培养的源头活水，弘扬中医药人才培养之风气，“我主人随”示后生以轨则，院长改任后依托学会、中国科协向长辈学长求教。任应秋先生亲授“读经典之名单”，深谙《十三经注疏》《道德经》为中医学人治学的根基；恩师董建华先生亲炙孟河、新安两派学术之精要，指导“读经典，做临床，参明师”的治学要领。守静、守神、守常，以诚敬尊师，会同学长治学执教，成人成己，增养后学。应时应势提出中医药临床人才培养的宜“读经典，做临床，参明师，承妙道”，而基础类人才培养宜“兼通文史，透视组学”，指明了现代中医药人才培养的方向。

先生耳顺年后受聘北京师范大学，组建了认知神经科学与学习国家重点实验室，与相关领域专家合作培养了农学、生物学、化学、心理学、经济学和教育学博士后，认为多学科多元化（杂学），紧跟前沿、重始源，拓宽中医学前瞻性研究很重要。

先生“德”“言”“功”三馨俱立，在近代文化交汇与社会变革的关键机遇期以一位贤哲之初心、使命和成就已然融入历史性贡献之长河中，中医药辛甚！吾辈辛甚！后生辛甚！“为天地立心，为生民立命，为往圣继绝学，为后世开太平”，可为先生事业之诠释。刘勰“登高能赋”，学生登先生之高而观世界开阔，愿岐黄薪火永炎，乐观厥成。

国医大师　翁维良

2023 年元月

目 录

第 一 章

零金碎玉——随参师临证襄诊心悟传习

中医药学优势在临床，共识疗效是中医师服务民生的目标。北京中医药大学首任教务长祝谌予先生明示医学生于教学实习，先生识病证论病机选方遣药之经验，以精要真言卮言警句传授后学，系经验重逢，中医精粹及中国哲学传承的一种值得重温的方法，可谓“零金碎玉”。

一、董建华先生真言 7 则

（一）董建华先生简介

董建华先生（1918—2001），男，上海青浦人，全国著名中医学家、教育家、中国工程院院士，第五届全国政协委员，第六至八届全国人大常委会委员。他出生于中医世家，受家庭影响，立志学医，16 岁拜入上海名医严二陵先生门下，苦读经典著作，博采众长，后于 1941 年出师，悬壶故里，1957 年，董老由南京调入北京中医学院（今北京中医药大学）担任温病教研室组长。他精通中医内、妇、儿科，尤其擅长治疗温热病、脾胃病。从医、从教 60 余年，他在中医教学、医疗、科研等诸多方面继承传统的基础上，多有创新，科研成果突出。他主编了《伤寒论释义》《温病学讲义》《温热病论治》等著作，对中医学界的影响颇大。此外，他主持完成的“急性热病辨证规范临床与实验研究”获得了院级科研成果奖二等奖，“凉营透热法治疗温病营分证的临床及实验研究”获得了卫生部（今卫健委）科技成果奖二等奖。

（二）董建华老师查房真言之一——停药热退悟妙道

董建华老师查房言：“午时热月余，停药愈病，反者道之动。”适逢 1975 年东直门医院二楼西病区。患者高某，19 岁，“北大荒”知青返京。高热、恶寒、身痛、呛咳，入院后予三子养亲汤合三拗汤后咳止，已无恶寒身痛，唯发热转为上午 11 时至下午 3 时，高热 39.5℃，热退之后精神饮食尚好，多次院内外会诊，静脉滴注清开灵，连续月余其热不退，人已疲惫。董老菲律宾会诊回京查房诊查病人后医嘱停用一切药物，仔细观察 5 天，停药 3 天后体温于午时降至 38.2℃，至 5 日复常。董老讲，热病由药物过敏而致，停药热退是“反者道之动”，我辈医生深受启发，日后不忘用药有慢性过敏之弊，停药即可自愈。

（三）董建华老师查房真言之二——胃病早期宜轻药

董建华老师传授言："胃以通降为顺，胃病早期多为气滞，不宜重药，宜微苦、微辛、微温、性平之品，如代代花、厚朴花、佛手、绿萼梅一类。"遵嘱治胃脘胀痛、脘胁不适、嗳气胸闷、食欲不振、纳谷不馨等症均有效验。代代花、厚朴花原载《饮片新参》，主入胃、脾、肝经，具理气宽中、芳香化浊而开胃，此类药产于江苏、浙江、四川、云南等地，属南药系统，性缓和，益胃舒气而顺降，绝无伤正之弊。

（四）董建华老师查房真言之三——善择标本，万举万当

恩师董建华先生教诲言："凡逢恶疾绝伤难治之证，必当学用《素问·标本病传论》篇'知逆与从，正行无问，知标本者，万举万当'。"尊师教细读之"有其在本而求之于标，有其在标而求之于本"。沪上一位老西医先生治9岁男童急性粒细胞白血病化疗期间，大伤胃气，水米难进，食后即哕。延余会诊，察舌脉，苔淡黄厚腻，脉细弦数，急拟三仁汤合连朴饮，嘱频频冷服，1剂止哕，3剂可进食粥。建议化疗间隔与剂量做些调整，日后家人来京得知男童病情已缓解。诠释：先和脾、调气血、后治病，有其在本而求其标者。神经内科一些遗传基因的脑病难治，应视其发病年龄、兄弟姐妹顺位发病状况、病情轻重、季节气候变化的影响，有先治病与后治病之分，从标而本或从本而标，把握脉因证治十分重要。

（五）董建华老师查房真言之四——脉术精微巧回阳

1978年随董建华老师襄诊言：患者为一位著名学者，炼狱10年被释放，时晚秋暮年，双足水肿按之凹陷不起，神情亢奋，心动悸而艰于入睡，舌质紫暗有瘀斑、舌体胖、苔白，脉细数，尺脉沉，犹如婴儿步履，先生示我："过喜伤心，浮越之虚阳上乘，有猝死之险象。"急拟四逆辈水煎100 mL顿服，嘱我陪同收住重症监护室仔细观察，入院心电监示频繁室早R波骑T波，显示若发生室颤性心律失常则难以挽救生命。如此类似病例猝死者约见有2例，于家中丧失救治时机。重视脉诊基本功是医生临床经验的积累，常起始于教训。尊师重教，心领神会是增长中医师智慧的重要环节。

（六）董建华老师查房真言之五——细闻审问悟脉理

董建华老师对望闻问切四诊的学习运用谆谆嘱咐后学："望诊仔细、闻诊体验、问诊聆听、切诊非学非讲能会，全靠领悟。"先生之企望吾辈学长学友传承于临证中去。21 世纪我们更加强化医德教育，推广叙事医学，注重聆听患者疾病痛苦的全过程，无论门诊与首诊住院患者都给予倾诉疾苦的机会，切忌任意打断，医生以感同身受的归属，反思体现同理心，密切医患道德共同体。先生要求切诊必须认真多练，要靠悟性，体会三部九候有根无根之脉的鉴别重要性，提倡结合现代心电图等仪器的检测以区分脉的沉浮细数，与窦性、室上性与室性心动过速的差异，对判断病势吉凶，争取救治机会至为重要。例如：室性心动过速，其脉细数呈现婴幼儿奔跑踉跄欲跌跤之状，脉似慌数的状况，结合救治急予参附、参麦注射液静脉滴注，谨防室颤危候，治以养心复脉回阳救逆尚有转机。还有应用心脏起搏器时，细查脉象，体悟"无根"之脉，是把握危候的有根无根的要紧机会，只有勤于练习才能心悟，提高临床技能。

（七）董建华老师查房真言之六——取象用药，效如桴鼓

我的老师董建华先生自承家技，又亲炙沪上严二陵先生，兼学孟河新安两派，以内科临床诊务为主，尤对温病与脾胃病治疗效验显著。我毕业分配到温病教研室，当时先生是主任，辅授养成教育与强化国学，对我一生治学执教影响深刻。组内戈敬恒、孔光一老师带教传染病的学习与教学方法，为我其后成就防疫救灾 40 余年的"老兵"奠定了基础。回首先生们治外邪入侵犯肺，脾胃不和，情志不畅，肝气不疏等皆因气机升降失常、枢机不利，必当注重调理，遣药选用轻清为主，壳花叶梗之品性必须把握，因为日常门诊大概率使用，如肝胃不和之常见症候，先生善用香橼、佛手、厚朴花、代代花，以辛苦性平温和之品疏肝解郁，治胸胁脘腹胀满，行气止痛兼芳香化浊；若遇妇女乳胀、月经不调，加用月季花、玫瑰花、绿萼梅等。先生授予"诸花皆升唯旋覆花独降，诸子皆降唯蔓荆子独升"。其升降禀性因自然法象不同，但临床遣药必应清楚。旋覆花苦降辛开而咸微温，配代赭石、半夏、生姜治呕逆、胁下痛；另则蔓荆子独升，性辛苦微寒入膀胱经、肝经、

胃经，轻浮上行治头昏头痛、目赤肿痛、耳鸣耳聋，可清利头目。若伍用黄芪、葛根，可升阳有益于中气不足。先生讲遣药组方依病象而选用，轻灵达病为至善，重在病始状态求得愈病之法应予关注。

（八）董建华老师查房真言之七——过劳妙用“脱力草”

北京中医学院于1969年在河南宁陵举办为期一年的“六·二六”卫校培训，参与者为该地区各县的“赤脚医生”及部队卫生员。教师队伍中医西医搭配，基础临床兼备。我与董建华、廖家桢、焦树德、姜揖君、洪秀清老师承担中医基础与临床教学，彼时我讲授中药学与内科心脑病症。豫东的黄泛区盐碱地尚未治理，贫穷落后，又连续两年干晒少雨。是年春起备耕、植树及麦割农事繁忙，临证多见劳力过度所致脱力劳伤，证见神情疲惫、多汗心烦乏力，时而头晕目眩，脉虚软或细数。董老师授我治用仙鹤草15g，红枣15个煎煮半小时，食枣喝汤，每日一服，周余体力康复。其法良效显著，具简便廉验之功效。仙鹤草根据《神农本草经》记述：苦、涩、平，归心肝二经，多用于治出血证、截疟、补虚，江浙两湖地区多产，民间用于过劳脱力，有“脱力草”之称。

二、任继学先生真言 12 则

（一）任继学先生简介

任继学先生（1926—2010），男，吉林省扶余人，长春中医学院终身教授，历任长春中医学院内科教研室主任，脑病、心病、热病硕士、博士研究生导师，广州中医药大学客座教授，内科博士研究生导师，北京中医药大学脑病研究室顾问，国家中医药管理局中医药工作专家咨询委员会委员，全国高等中医药专业教材建设专家指导委员会委员，世界中医药学会联合会高级专家顾问委员会委员，中华中医药学会终身理事，1990 年被国家确认为首批、二批、三批全国继承老中医药专家学术经验导师，享受国务院政府特殊津贴，吉林省英才奖章获得者，吉林省荣誉省管优秀专家。中华人民共和国人事部、卫生部、国家中医药管理局白求恩奖章获得者。2009 年，他被国家人力资源和社会保障部、卫生部等评为首届“国医大师”。

（二）参师任继学襄诊真言之一——虚气留滞者宜补不宜泻

“舌脉皆虚象而患者胸痞脘胀短气，当属虚气留滞，宜调补之，不可泻”。临床多见气虚生湿、生痰、化饮、络瘀而成虚实兼夹之证。

唯气虚而气滞，常矢气后症减，转而其症又返回，此虚气留滞须予调补。当用生黄芪配砂仁、木香，不宜党参，可予太子参、怀山药，理气药选代代花、厚朴花、佛手片等疏导畅气之品，并注重饮食调理，切忌肥甘厚腻。治之以缓调，不可泻之以木香槟榔丸、枳实导滞丸等，也不可峻补，方选香砂六君子汤加减化裁。

（三）参师任继学襄诊真言之二——审辨阴阳离决之戴阳

曾向任继学老师请教，中风病复中患者因气血逆乱于脑，日久及大虚之后可见 5 种变证，呃逆、厥逆（格阳）、吐血、呕血、抽搐（痫证）、戴阳，问及为何唯戴阳未曾遇到过？任先生告诉我：“中风久病之见戴阳，顷刻之间，面淡红如妆，刹那神清脉绝，猝不及治。”先生业医约 30 年仅见二三病例。1978 年 8 月 8 日，患者周某 67 岁，中医诊断中风病复中，气血俱虚、寒痰蒙塞心神；西医拟诊多发性脑梗死，CT 片影像显示皮层与间脑均可见梗死病灶且有软化病灶。昏迷、右侧偏瘫，于上午十点半护士查房发现患者骤然神志转清醒且似与家人用左手比画着交代遗嘱，及时告知医生，旋即任老师带领医护查房亲历目睹患者面色淡红，体温 36. 8℃，脉细数似恍惚散乱数不清，切趺阳脉绝，呼吸 30 次 /min，血压 170/84 mmHg，睁开双眼向长子比画着。届时尚无参附、参脉注射液的开发，床旁急拟通脉四逆汤回阳救逆，方才送急煎，患者突然闭目，面色苍暗，呼吸停止，预备心内注射，心电图已见等电位平线，判定死亡，前后仅有 20 min。死因讨论：此例戴阳，症在头面淡红如妆，神清皆精气大虚逼迫浮阳外脱逆上，寸口脉虚数而趺阳脉绝乃真寒之象而阴阳离决。回顾我业医 50 年仅见两例戴阳绝证，其证象、时空均如继学任先生所赐教，冀望后学继续观察以证实其临床之真言、危言。

（四）参师任继学襄诊真言之三——归脾汤必用木香

参师任继学老师传授言：“归脾汤系宋代陈自明撰《妇人良方》，后经明代薛己校注、增删按语、治验，功效养血安神。所谓归脾之‘归’是指中焦谷气充实取汁化赤为血，用参术芪草健脾益气生血，茯神、龙眼肉、炒枣仁安神，经薛己《胶注妇人良方》又补入当归、远志二味，然当留心归脾汤必须有木香，处方可随证加减，但无木香则不可称为归脾汤了。”诠释：归脾汤必用木香之理，木香辛、苦、温入三焦气分，通上下诸气。缘气滞于上，常火郁于中则脾气不醒而木香理气破滞能醒脾，使脾传谷气取汁奉养于心，散精于肝，气血调和。故无木香难得归脾，我带教实习也传于后学。

（五）参师任继学襄诊真言之四——食道憩室巧用吐法

参师任继学先生传授言：“宿食停于上脘，频频吐涎不止者，注意食道憩室，送钡餐定诊断后治宜涌吐，予瓜蒂散可缓解。”1976 年我带大学普通班 74 级教学连队于河北丰润人民医院实习，一老妇 70 岁自诉食道烧灼如割裂感，吐痰涎不断并夹杂绿色蔬菜样黏痰，公社卫生院疑有食道癌转来，其女儿陪同来诊十分哀痛悲观。届时急约放射科，亲历老妇吞稀钡 X 光见食管中 1/3 下端有凸出状边缘平滑影像，拟诊食道憩室，处方瓜蒂 30g，赤小豆 30g，分别捣碎如粗末，嘱回家用大米 30g 加 500mL 水煮汤，频服，并以牙刷引吐。午后 3 点吐有半小时，约有一饭碗痰涎杂有酸腐饭菜，入暮患者可以喝米汤。翌日来医院复查，食管憩室已缩小，否定了食管癌，家人问及病因，属先天，老龄气衰内脏松弛，由噎食撑开憩室而发病。

（六）参师任继学襄诊真言之五——巧用方破颅内瘀血

参师任继学先生传授言："少量脑出血外科不宜手术患者，当辨证辨病相结合，辨证为风火痰瘀腑实证可予三化汤加味依法治之；辨病是颅内有死血干涸必当除瘀破血，方加丹参、水蛭、京三棱、卫矛等选用煎汤内服。"丹参苦微寒，功同四物（汤）养血、活血、祛宿、血生新血；水蛭系食血之虫以小者为良，两头尖腰粗色微赤，咸、苦、平逐恶血瘀血，破血瘀积聚，利水道；京三棱辛、苦、性平破血行气消积，为血中气药；卫矛即鬼箭羽苦寒，破血消风毒之肿。为防控复中风可配用颠倒散，生大黄 30g，硫黄（精制）10g，雄黄（水飞澄去黑者晒干如粉）10g，苦平，入脑中破瘀血，3 味共为细末为散，装 2 号胶囊，每服 2 粒，每日 2 次，做善后观察。

（七）参师任继学襄诊真言之六——格物致知以宜清蔽浊

任继学老师传授言："论气多重于气化，尚有气禀之说，人呼吸清气而忌浊秽之气。"诠释：气禀清浊之分对人体健康至关重要，天高云淡，仰卧草原之上，吸纳清扬之气。当今雾霾系燃煤、石化等污染，于健康不利，可见退耕还林还草还湖，治沙尘建设绿色生态之重要。朱熹讲人性就各个人所秉受"人"的理，性只是理，一个人为了获得具体的存在，必须体现气和理，有是理后有是气，有是气必然有是理。但秉受气之清者，为圣为贤，如宝珠在清冷水中；秉气之浊者，为愚为不肖，如宝珠在浊水。"格物"是形而下之器物；"致知"寻其形而上之道，有物必有理，目的是要知道存在外界的物适宜本性的理，宜清蔽浊。"致知"之理越多则气禀蔽之事物就越清楚。气禀之说提醒我们"格物"后"致知"之理是为了见性，得宜避害。足知国学之哲理对医学医家诊疗治未病、辨证论治的指导作用，也是心灵哲学对医药学的影响，养生理念"守静笃"而"护正气"。

（八）参师任继学襄诊真言之七——形立神生重心身

参师任继学先生传授言:“读经悟道要知‘道生一，一生二，二数神’；此二数即阴与阳，形立而神生。”诠释:《素问·阴阳应象大论》曰:“阴阳者，天地之道也，万物之纲纪，变化之父母，生杀之本始，神明之府也，治病必求于本。”即阴阳之道为神明之府，后世又称元神。胚胎发生学告知，胎儿营养先靠卵黄囊供给生成胃肠，进而胎盘血循环与母体血循环连接，孕期28周后方有脑回髓海，足见形立神生。从病因学看“怡情志、纳化常”，精神情绪心理环境与纳谷生化功能状态密切相关，苦心志操劳神伤，失意、压抑、挫折是多种疾患的病因。

（九）参师任继学襄诊真言之八——重用川芎兼配伍巧治头风

参师任继学先生传授言:“治头风重用川芎必配伍赤芍、川牛膝，可防过于辛窜之弊端。”诠释：头风相对应的西医诊断属血管神经性偏头痛，不定周期地发作，先兆症过后进入瘀胀期，痛重影响工作与生活。治法宜息风化痰为主，辅以平肝醒脾，重用川芎以辛温窜散力宏，荡除经络之血瘀，治偏头胀痛捷效；配赤芍以防川芎之过散，又加川牛膝下行克服重用川芎过度之上窜，三味药一组同用，则无弊端之虞，先生授予锦囊。我用川芎15～30g，赤芍10g，川牛膝15g，及钩藤、菊花、白蒺藜、生薏苡仁、香白芷、佩兰等非对照性疗效观察，均获效，安全性观察尚未见重用川芎之不良反应。

（十）参师任继学襄诊真言之九——抵挡汤妙治颅内小量出血

参师任继学治疗颅脑小量出血或于内囊，或于桥小脑角，或颅底蛛网膜下腔出血量不足10mL者，善用抵挡汤（酒大黄20g，桃仁10g，水蛭10g）加京三棱15g，莪术10g，水煎服，每天1剂，10天为1个疗程，做CT复查，若积血未净者，开始第2个疗程。先生嘱咐“血可破而气不可伤”，攻逐蓄血时适病情给予生晒参或西洋参5g，上等大米30g，煮熟取米汤频服，则有利于祛瘀生新。其后尊先生所授之法治疗十数例多获良效。

（十一）参师任继学襄诊真言之十——遵国学原理，启世纪新征程

参师任继学先生自幼学医业医，年逾花甲笃信国学哲理对诊务的指导。为人处世以崇仁德尚和合，求真储善，垂教后辈中医学人。先生讲“一言而为天下法，匹夫而为百事师”。“儒道互补”自然的人化是立美之根源。地水火风，四大皆空，又非真空，空即无，无生有；无即朴，朴当纯素不污不杂，学为人师；无即一，道通为一而天道自然一体，明道天纲重始源，教育后学治学从史前期河图洛书开始，观象易数论气神，发掘中华医药深邃哲思，勤求临证之原创优势服务民生。任老师教导人生曲折时返回治学执教原点是幸事。遵嘱咐于 20 世纪 90 年代开始细读《素问》运气七篇大论，尤着力于鬼臾区引用《太始天元册》的学术观点，以历史范畴认知国医始源的科技文明，认真学习河图洛书与负阴抱阳的《太极图说》。欲事立，须立新，心灵净化，宁静致远以精神力量启动有思想的学术研究，确定人生求真储善的格局，体悟人道顺天道，知行合一明天理而致良知。2017 年 7 月 1 日起施行的《中华人民共和国中医药法》，提出传承精华，守正创新。国之政策由团结中西医到中西医并重，昭示中医学人重始源补习国学，重视中华医药学深邃哲理的诠释延伸，不忘根本，我主人随，展示临床医学优势，以传染病、感染性疾病、现代难治病的共识疗效奉献人类卫生健康事业。近世信息、智能两化融合迎来了数字化文明的新纪元。中医之贡献医案最著，千百年来古今名家医案是非线性的大数据，激活数据学的梳理发掘必将提高经验的临床运用；再如量子力学研究单光量子不可分割，量子态无须重复；还有信息守恒定律的提出，将会对中医基础理论研究的“黑箱”打开一扇窗。

（十二）参师任继学襄诊真言之十一——创新诠释祝由，重视心理干预方法

参师任继学先生对北宋中医临床设置十三科，其中有祝由科。祝由是古代祝祷符咒治病的方术，后世称用咒禳病者为祝由科，提出从理念上继承、从方法技术上改进，不可偏废，以心理诱导为至要，目的是求心理与生理病理的调节平衡，任老师年轻时加入中国共产党，曾主持吉林解放军兵站工作，是忠诚业医的唯物主义者、中医存废论争中的斗士、全国著名的中医

临床家。先生论咒禳病者，襄诊寓有学习考察的理念，祝祷治病是医生的责任担当，问题在于古代所用符咒的局限性，用以骗人取财即是巫术，应当坚决反对，当今医学的进化心身医学已是医学门类中的二级学科，有教席、学会、期刊，还有心理咨询师，针对精神情感变异出现的心理生理自稳态的障碍进行防治干预。还有 21 世纪叙事医学的推广，为患者忍耐与超越病痛带来福音。我曾到四川雅安治疗一位周期性麻痹的患者，恐惧消极，一旦发病，中枢性瘫痪，抬不起头颈、不能耸肩，血钾正常值为 3.5 ～ 5.3 mmol/L，该患者发病时临近低限，又与四川雅安多雨潮湿相关，主要用心理疏解，感同身受的慰藉，消除对发病的恐惧，要求改善居处环境，给予暗示的药物 Oufensichuan（四川藕粉，医院制剂室制作的片剂），患者 2 年多未发作，药服完了市场买不到即返回东直门医院复诊。可见患者自我心理调节的重要。中医药学讲气聚成形而形立神生，形神兼养，重视心身医学，相信调神守静止于至善的生命力。

（十三）参师任继学襄诊真言之十二——“水火不济”解水气病机

回首 1973 年我任中医内科助教时，教研室分配我备课试讲“水气病”篇，这是治学执教必经的门径，当时记得还请教研室外的任继学、宋孝志、陆广莘先生做评议。论及水气病核心病机，先生们指出“水火不济”为至要，君火相火不足或失衡，水湿饮浊必盛。大气开阖枢转不利，必致小气失调凌心犯肺，水湿反转涉肺，金克木则肝失疏泄。虽有脾胃土居中央运行四旁，唯水气病何止脾失健运，还有肺为华盖，通调水道，下输膀胱的功能障碍。任老师讲“浊饮水湿由血瘀而生”，当细读元代刘完素著《素问玄机原病式》一书，深入理解“玄府气液理论”。其后我对胸腔积液、肺水肿、脑水肿的中医病机认知均能有所依循。

三、王玉川先生真言5则

（一）王玉川先生简介

王玉川先生（1923—2016），男，江苏省奉贤人，原北京中医学院副院长，北京中医药大学终身教授，政协第五、六、七、八届全国委员会委员。1943年3月起从事中医临床工作，首批国医大师、首都国医名师。《内经》及中医基础理论专家，主要研究领域为阴阳学说的演变、气血循环理论、五行学说、运气学说以及河图洛书等方面的研究，主编有《黄帝内经素问译释》《内经讲义》《中医养生学》等专著，发表学术论文30余篇。

（二）王玉川老师真言之一——飞补绝伤应对恶性脑肿瘤

王玉川老师传授言："恶性脑肿瘤，因手术未能整体摘除，其康复时可用干漆，但炮制当为重要。"诠释：脑胶质细胞瘤、星形细胞瘤因瘤体与脑细胞浸润难以完整切除，其后再生有多次手术而未能存活者，其间用干漆辛、温，绝伤飞补、填髓脑、续筋骨，一般用作散剂。所谓绝伤系指难治、不可治之症，飞补是荡除顽涸干血、破宿瘀生新血、消年深坚结之积滞、久服轻身耐老。《颅囟经》记"入药捣碎炒熟"。《日华子本草》记宋代还以"重汤煮——半日令香"。又《苏沈良方》记载"酒炒令烟出""捣末点醋炒烟尽为度"。干漆有毒且易有过敏反应，应依炮制沿革认真制作，我使用干漆散于颅脑恶性肿瘤术后间断期有效。

（三）王玉川老师真言之二——用药、疏导解神伤

王玉川老师传授言："世事复杂，萦绕犹豫最伤神，医患建立真挚诚信后，七分心理疏导三分药治。"本校一职工，其姐因婚后丈夫出轨而受精神刺激，家庭陷于崩陷之边缘，对其长辈父兄姊妹仔细了解询问，并耐心在场倾听患者之苦痛，建议认真作离与合的选择，两者一言而决定，克服神情昏乱焦虑，病患决意和好，历30余年仍为和睦家庭。又老年气衰健忘之患者，感知功能尚好，有事求助，能办时即时办好，不能办时申明原因，千万不可

置之存有疑惑萦绕伤神，所谓三分药治始终选用逍遥散加减。

（四）王玉川老师真言之三——升降出入显神机

王玉川老师授课，先让学生阅读与授课内容相关的《灵枢》《素问》中的一段原文，并收集学生提出的问题，利用课时一半时间做启发式讲解。曾记得先生讲“出入废则神机化灭，升降息则气立孤危”。“出入升降”是中医生命科学原理内涵之一，体现阴阳气血平秘、脏腑经络功能正常的生理反应状态，学生这一辈中医临床医师深有体会。出入废全在“废”上，废者水米难进、二便不通。神机化灭，玄生神，神不可测，幽玄深远以真元为根基之心灵、勇气、胆识、风骨等精神之象，聪明智慧以物质激发则孕育生命力量，是神与精、气贯通，此为神机；化为变化流转。当出入信息全无，物竭必神伤，伤必焦虑、抑郁、失眠，有自禁化灭之险，呈病理反应状态。升降息重在“息”上，息则动，息息相通为常。脾胃为中宫，脾升胃降，胃以通降为顺，主中央而辅四旁，为运化气机之枢纽。左为东方甲乙木，右为西方庚辛金，左升右降正常；上为南方丙丁火，下为北方壬癸水，水火升降互济为常态，以阴阳五行的符号系统表述五脏负阴抱阳、冲气为和的升降功能，所述气立是以气为本，形立神明，气化为精，精气神和合是生命的原动力。若气立孤危则难以维护性命的安全。

（五）王玉川老师真言之四——以诚敬识其大者

王玉川老师于 1957 年从沪上调京是双肩担教授，1983 年我被调任北京中医学院（今北京中医药大学）任职，同时不脱离中医临床，我与先生约有 15 年的朝夕相处。先生教导言：“学中医、业中医，临床经验的积累是服务民生的本领，学哲学首先要学好国学，是治学执教的智慧。”每逢工作遇到困难、曲折、坎坷时，着急焦躁引起先生关注并亲嘱：“世上一切事物复杂多变，学会以敬代静，以动静有序为常，守静至善，哪怕贬斥其后自会塞翁失马。”其后的 40 多年，我从人生格局体验了“学点哲学与增长经验”是相辅相成的。临床经验一是领授于师长的襄诊，二是读医案再现于诊疗的间接经验，三是把握哲学思辨的方法，要善于思考，面对患病的人，细察现象之后懂得想什么？怎么想？而后做系统的反思，把握气运，谨守病机，知犯何逆，给予有目的、有选择的遣药组方，随证治之。凭智慧取得临床经验的积淀总结。还有一切既对立又关联的事物，阴阳、动静、邪正、顺逆、盛衰都是亦此亦彼、正反相抵、同步消长的辩证统一，这是中华民族的大成智慧。21 世纪象思维的回归要认知原发创生性的大象，大象无形是精神之象。中医学是以象为主体、本体的思维模式，天心人心以诚敬存之，大者是天人合德的宇宙观，大则识仁，礼归于仁。顺自然、知常变、理法方药协调一致以获得共识疗效。原象是自强不息动态流转整体之象，是寥廓幽玄博大的宇宙苍穹创生时空之象。形神共俱、形神兼养需守静，静则一切向善、知行合一，医患同德守静，敬而致良知。

（六）王玉川老师真言之五——实践阅历提升悟性

王玉川老师教导言："中医师要有感性、理性和悟性。悟性难得，然最重要。"曾请教先生如何理解悟性。先生指示："悟即吾心、仁心、天心、宇宙的心；悟即丰富的直觉；顿悟或渐悟缘于实践、阅历的修养。"这番话是四十多年前我遭遇坎坷时先生讲的哲理，令我始终不忘，是要深思、纯思、象思能旨的真言、危言，也是警句。无论处世事、做学问，从易到难，都需要追求悟性。仁心良知即是《大医精诚》的恻隐之心，医者具同理心，重归属感，识患者疾苦，能感同身受，生死觉解顺应自然，守静至善以美育立命。天心、宇宙的心寥廓幽玄，正纲明道。始源读经典、做临床、参明师，倾一生时间进学，读书重经典及孔老孟庄荀之学，早临床、多临床、学全科与多学科并重，拜明师，不舍零金碎玉之诊疗。正纲明纪，需无私欲、远物役，淡泊谦逊以诚敬存之。体道修养在于求真至善，隐而不发，守静、守黑、守辱，领悟正负逻辑，进学大成智慧。最难在幽暗之玄，丰富的直觉，冥想做系统全面的反思，跟紧以历史范畴体验今日科技文明的进化，有传承有批判认知理解古贤哲"恍兮惚兮，不可测量"，万物生灵一切世事皆混沌全体，起于混沌又复归混沌天地人神物我合一。又论"恍兮惚兮，起于度量"，太极一也，一生二，二则神，神生数，数生象，象生器。道形上学与器术形下学和于术数，还指出"不以数推以象之谓也"而象、数、易、气、神一体。当今黑洞天文大数据的收集分析，暗物质暗知识的研究是朝向数字化新纪元的新视野、新领域，也是中医药学者开拓丰富直觉的源泉。

四、祝谌予先生真言5则

（一）祝谌予先生简介

祝谌予先生（1914—1999），男，北京市人，中国协和医科大学教授，北京中医学院教务长，北京协和医院中医科主任，北京中医学院名誉教授，中华全国中西医研究会副理事长，中华全国中医学会理事长，第七届全国政协委员，第七届北京市政协副主席，农工民主党北京市委员会主任委员，享受国务院颁发的政府特殊津贴。祝谌予先生师从“京城四大名医”之一施今墨先生，其夫人施越华女士为施今墨先生的长女。在学术上先生提倡中西医结合，强调辨证论治。行医60年，擅长糖尿病、脾胃病、妇科病和疑难病症的中医治疗。主要著作有《祝氏施今墨医案》《施今墨临床经验集》，在国内多种专业期刊发表学术论文60余篇。

（二）祝谌予老师真言之一——培土生金以补肺

祝谌予老师1959年春于京西矿务局医院带课间集中实习言：“治肺四法，宣、降、润、收，培土生金实为补肺。”肺主气，司呼吸，开窍于鼻，肺为华盖居脏腑至高之位，肺体清虚如橐龠，肺朝百脉为相傅之官，佐心主治节，肺为娇脏，不耐寒热，喜宣开肃降，金水相生润肺如阴滋肾，养肾阴则有益肺津。咳、痰、喘、嗽，肺气贲越则耗气，气之源于脾胃多为甘温参芪术之药所以培土生金。肺气散乱宜用收敛之药如五味子、山茱萸、金樱子之类，方可选六君子加干姜、细辛、五味子治之，益脾胃兼“收”耗散之肺气以求咳喘痼疾的缓解。

（三）祝谌予老师真言之二——无虚不作眩三法消郁火

祝谌予先生传授言：“无虚不作眩，‘虚’先期有阴虚，由郁火而生，治宜清、滋、潜三法。”诠释：无虚不作眩，无火不动痰，虚可于气虚阳虚及血虚之后导致眩晕，气虚阳虚必有湿痰水饮之患，而血虚宜养血生血补益之剂，先生讲“先期”由郁火而生，其郁由情志抑郁隐忍难发，日久耗伤精津构成阴虚而火郁上浮，论治法当用清、滋、潜三法。“清”宜钩藤、菊花、白蒺藜主入肝肺以清而散发风火；“滋”选细生地黄、知母、玄参入肝肾肺经既滋养，又有坚阴作用；“潜”选生石决明、煅灵磁石、生龙骨或生牡蛎降上越之浮阳；加肉桂面少许冲服助气化引火归元，加佛手片兼以理气和胃。

（四）祝谌予老师真言之三——塞、澄、调治出血症

祝谌予先生带教学实习言：“凡遇出血症当塞流、澄源、调气血。”先生所指是常见的鼻出血、咳血、吐血、妇科月经过多等，非外伤大出血。“塞流”是指可用的止血方法，如少量鼻出血塞棉球压迫止血，内出血服用散剂白及、百草霜等。先生示范调白及的方法：用凉水、筷子一边慢撒白及粉沿筷子之间边撒边搅拌，搅匀后，如胃出血饮入白及散汤300mL后，再揉揉上腹部，经X光可见白及形成的膜塞住了出血病灶。“澄源”是针对病因的治疗，出血之由非气即火，即气不摄血与血热妄行，当然还包括塞流之后的血瘀。气虚不摄当调补予归脾汤化裁，血热妄行，血止之后当凉血化瘀用丹参牡丹皮一方治。“调气血”者莫过于香砂六君子汤、金水六君煎合益。

（五）祝谌予老师真言之四——五运六气辨双相

1958年于京西矿务局医院随祝谌予老师襄诊：一中年妇女矿工家属来诊，见两眼圆睁直视似寻找何物，说话多问话答不对题，家人诉说近日狂躁，毁坏家具，打碎大衣柜镜子，无何缘故打骂孩子，如此家人忍耐十数日后能缓解如常人。一年中过数月患者又出现呆坐寡言，少言语不与人交流，思睡而难眠，家人告知病状近似发作已有3年。其时察舌象，质暗红、苔薄白略腻，脉沉弦滑。祝先生分析：“狂躁与抑郁往复周期发作，极易误诊为精神分裂症，本病与中医运气相关，六气盛衰司天在泉，太过则狂、不及则癫，患者心理素质较差，拟诊为双相情感综合征，用中医国药可治。”先生拟方杭白芍、醋柴胡各9g，生石决明、煅灵磁石各30g（先煎），丹参15g，莲子心3g，山栀子10g，条黄芩10g等。水煎服3剂，病情好转后略有加减继续服5剂而病愈，先生医嘱抑郁发作时可以桂枝加桂汤加减化裁，以助心阳安心神为治。诠释近读本刊2019年第26卷第1期载文《五运六气理论在

双相情感障碍诊疗中的应用及思考》读后，追忆青年时的医案深感阴阳五行之道始于五运六气之候，六气时空衍化是阴阳学说的精髓，气象、物候、藏象、健康与疾病均与运气相关。无论治未病或辨证论治，古代医学哲学的指引是很重要的。

（六）祝谌予老师真言之五——治肺四法言收不言补

1959年，祝谌予先生时任教务长于京西矿务局医院带领教学实习，提出治肺4法“宣、降、润、收”。肺体清虚，喜润恶燥与心同居膈上至高之位，宜宣开肃降，予润心肺多为常法。肺主气、司呼吸，又肺主吸气，肾主纳气，肺为娇脏，不耐寒热，病以咳痰喘为主症，最忌日久气散，又气禀天之清阳，忽使秽浊之气伤肺，故气机散乱，宜敛收之法。肺气虚证多虚气留滞或痰湿阻肺，所谓补法多用培土生金，以甘温之参芪为宜，补脾而补肺；又肺阴虚证，纳气失职日久喘咳，多用金水相生之法，以生地黄、熟地黄、冬虫夏草、玄参、山茱萸等滋肾益肺。余辈学人多年遵祝先生教导，治肺用“宣、降、润、收”4法，遇有久喘肺气耗散之虚证，常以六君子汤加干姜、细辛、五味子、山茱萸补脾温中敛肺之方治之。多年临证体悟先生所言“收”不言补的意义在于肺金之象以状如橐龠，性曰从革，人体从主气管、支气管分叉分级至肺泡细络血氧交换和合，共有6级，从革者维系张力、韧性，与皮腠呼吸功能相关，卫气充实与保持防病免疫功能密切相关。

五、王绵之先生真言3则

（一）王绵之先生简介

王绵之先生（1923—2009），男，江苏南通人，北京中医药大学博士生导师、终身教授。首批国医大师、首都国医名师，全国名老中医药学术经验继承工作指导老师，第一批国家级非物质文化遗产传统医药项目代表性传承人，曾任国家自然科学基金委员会生物部医学学科委员、《中国药典》委员会委员及中医组组长、卫生部药品评审委员会委员及中药分委会主任、国家中医药管理局中医药科技重大成果评选委员会委员、中国中医药学会副会长、中药学会会长及方剂学委员会主任委员等职，全国政协第六、七、八届委员及科教文卫体专门委员会副主任。中医世家第十九代传人，1942年从医，为方剂学大家，创建和发展了中医方剂学科。代表论著有《汤头歌诀白话解》《王绵之方剂学讲稿》、高等中医药院校教学参考丛书《方剂学》（第一、二版主编）、《纵论四逆汤及其类方》《古方钩玄》等。

（二）王绵之老师真言之一——治湿必用防风、白芷

随王绵之老师门诊言："凡治湿病无论选用何方，必加防风、白芷可以增效。"时逢1987年于湖南张家界义诊，先生为我诠释：防风辛、甘、性温。太阳经本药，入手足太阴、阳明经，又随诸经之药所引而入，治风祛湿之要药，此为润剂。白芷辛、温，入手足阳明经气分，其气芳香，可散风除湿通窍，举凡湿浊、痰饮、著痹等皆施治。运用防风、白芷以风药胜湿，可疏调肝气则利于气化助芳化醒脾、温通经络之力故可增效。

（三）王绵之老师真言之二——警惕血行痹阻、痰瘀凝滞可酿毒

20世纪80年代随王绵之老师应诊治愈1例脑干良性肿瘤，患者为中年男性，瘤体在脑桥边临小脑及延髓，如栗子大小，表现为四肢力弱，偶有气促、惊悸，苔白腻，脉弦迟。若瘤体再长则有呼吸衰竭危及生命之虞。先生诊其病机为痰瘀凝聚酿生毒邪，既败坏形质又增生异物，治用行结气、破癌

瘕，以祛痰化瘀之方剂，灵活变通，唯加少量人参、当归益气养血，重视木曰曲直，宗气一转与土爰稼穑健运之力，一则血可破而气不可伤，再者少量人参、当归尚有逆流挽舟之功。谨守病机经治年余，肿物消净病愈，愈后仿六君子汤调养。先生讲毒邪系液有余停滞、血行缓痹阻、痰瘀凝聚酿毒之说对学生深有启发。自 1985 年后，北京中医药大学脑病团队治中风病逐步创新形成“毒损脑络、络损髓消”的核心病机，以解毒为第一要义通治全程，急性期运用自主研发的清开灵注射液，恢复期与血管性痴呆的治疗均加入漏芦以解毒。其后中医临床对病毒性肝炎，继而肝纤维化、终端肝硬化与肝癌提出“毒损肝络”的病机。“非典”与新冠肺炎一为毒火之疫，一为寒湿毒戾，皆为“毒损肺络”，前者肺热叶焦，后者痰饮水肿。足知毒邪与病络已对病因病机之学的补充完善起到了促进作用。

（四）王绵之老师真言之三——气禀气机皆重要

回首 1979 年秋，随王绵之老师及受邀学长十余人，去湘西张家界参加“中成新药临床指导原则制修订会议”，先生嗜好吸烟饮茶，五陵园宾馆茶肆之水多是流动蓄用不能全开，每次都去街坊老虎灶置买全开之水为先生冲茶。会将结束，我陪先生于山谷小路仰观晴空山峦叠翠，涧溪环绕曲径通幽，又有异样乐趣。记得在一茶肆，先生悦心敬善传授锦囊，其中讲到气禀气机同等重要，山涧谷底而草木繁盛乃人间清阳之福地，呼吸吐纳之佳境，有天然氧仓美誉。既往北京城之雾霾黄尘，全球干旱酷热冰川融化，飓风频发实为水火不济，汛期提前暴风豪雨酿成水灾。浊滞瘴气时令不正则疫疠妄行，尤其是呼吸系统传染病与慢性肺病的源头，肺癌的高发率与硅肺职业病的预防均需重视气禀，气禀与气化同等重要。《素问·气交变大论》曰：“善言气者必彰于物，善言应者同天地之化，善言化言变者，通神明之理。”维护生命健康，吐故纳新、清浊有别，气立神机，出入升降，保持常态，以平为期。

六、路志正先生真言 2 则

（一）路志正先生简介

路志正先生（1920—2023），男，河北藁城人，中国中医科学院主任医师，博士后导师，资深研究员。首批国医大师、首都国医名师，全国名老中医药学术经验继承工作指导老师，国家级非物质文化遗产传统医药项目代表性传承人，中国中医科学院资深研究员，任中华中医药学会风湿病分会终身名誉主任委员等职。1939 年从事中医临床工作，擅长中医内科、针灸，对妇科、儿科等亦有很深造诣。提出“持中央，运四旁，怡情志，调升降，顾润燥，纳化常”学术思想，发展湿病理论，从脾胃及整体论治多种疑难病症。强调心身同调，药食同用，导引健身。主持、指导科研课题 20 余项，出版学术专著 20 余部，发表论文百余篇，获国家级奖励等多项。

（二）路志正老师真言之一——治湿须知河洛而主中央

参师路志正老师传授言：“南方多湿病与气候、物候相关；北京湿病亦多由隐匿病因数端，无分南北，治病大法当主中央而辅四旁。”从学路老的博士、传承博士后重视学科起源的河图洛书，面南背北，左东右西，中央戊己土，天（阳）数五，地（阴）数十，上面南为五，下面北为五，合上下地为十；东方甲乙木天数三地数八；南方丙丁火地数二天数七；西方庚辛金地数四天数九；北方壬癸水天数一地数六；土象脾胃仓廪之官，木象肝胆，火象心小肠，金象肺大肠，水象肾膀胱。河图洛书是中原黄河流域天文地理物候气候观测而生成的史前期尚无文字的古代哲学、科学的理论基础，体现在中医药学的原创象思维，当是指导辨证论治的圭臬。路老“主中央，辅四旁”以中央戊己土奠定了脾胃学说的根基，天数五而地数十，以地利谷气充养为主体，中气即太和或称中和之气为主，“辅四旁”即中和之气的主体分化为肝胆、心小肠、肺大肠、肾膀胱之气，无论气化与气禀均以中央脾胃为主，懂得此贤哲理念研读中医各家学说多有裨益。

（三）路志正老师真言之二——养生之要：怡情志、调升降、顾润燥、纳化常

参师路志正先生传授言："养生理念之要，当今应是怡情志、调升降、顾润燥，纳化常。"诠释：近世社会生活节奏的紧张，经济为主体利益的驱动，冲突矛盾竞争突显；物质生活水平的提高，肥甘厚腻有失节制，所以怡情志、纳化常最为重要。养生治未病以"守静笃""护元气"为首务，每天抽用一定时间入静、坐忘、心斋缓解烦劳紧张的情绪，辅以体育活动，令动静结合维护正常的气化功能，目前强调"以静待敬"身体健康提高工作效率。中医讲"出入废则神机化灭，升降息则气立孤危"。调升降、顾润燥令二便如常也很重要。养生治未病的措施方法多种多样，结合体质类型与气候物候、地域条件，均可以选择。

七、李秀林先生真言3则

（一）李秀林先生简介

李秀林先生（1926—），男，河南南阳人，河南中医学院第一附属医院内科主任。生于南阳唐河县中医世家，12岁学医，17岁临床，1959年献方制成“抗痨结核丸”，1961年专攻内科大症“中风”，数年来成绩显著，研制出“中风一号”“中风二号”“回言灵”“脑络平”等新药，临床疗效显著，成功研制“中风回春片”获河南省优质产品，收录《中华人民共和国药典》。撰写《高血压、脑血管辨证施治》《中风、眩晕、脏躁》《眩晕、中风证候》等书籍，并被《当代名老中医临证荟萃》《医学求南》《河南名老中医验方集》《河南唐河志》等刊载收编。

（二）李秀林老师真言之一——再障慎防血热出血

参师李秀林襄诊言：“治再生障碍性贫血，用参芪升血色素获效，必当留心血热出血，出血量虽少但血色素迅速下降，病情恶化难复。”患者李某，为本校学生食堂厨师，28岁，罹再障年余住东直门医院二楼西病区，拟诊贫血，气血两虚心阳不振证，予黄芪桂枝五物汤加党参重用全当归，水煎剂，每日1剂，服30剂后，血红蛋白（Hb）一路渐升，由2.8g/L升至11g/L，患者神情兴奋，难以入睡，查脉细数而舌边尖红，其时已当警觉血热妄行，易方养阴凉血，但医者以效不更方，继服参芪桂枝，导致鼻出血，量仅不足10mL而Hb下滑为2g/L，并见紫癜，急予输血400mL而Hb不升，说明病情恶化，反思李老师之危言，确当慎行。

（三）李秀林老师真言之二——气虚血瘀多夹火，补阳还五重黄芪需斟酌

随李秀林老师襄诊言：“中风病气虚血瘀证于急性期多夹杂痰火，使用补阳还五汤重用黄芪并非四两。”李先生河南名医，精于药学，凡采药、栽培、炮制、鉴定均有知识技能，又是最早研发中成新药“脑络平”与“回言

灵”的医家。1982 年中华全国中医学会（今中国中医药学会）成立中风病学组时李秀林、任继学、路志正先生积极参与指导中风病定义、辨证量表、诊断与疗效评定标准化研究。诠释：黄芪甘温，入手太阴经，兼入足太阴气分，具补气、固表、益脾胃、托疮疡、止盗汗等功用，黄芪补气，而气有内外之分，气之卫于脉外者，在内之卫气也；气之行于肌表者，在外之卫气也；肌表之气，补益黄芪；五内之气，补益人参；若内气虚乏，用黄芪升提于表，外气日见有余，而内气愈使不足，久之血无所摄，营气亦觉消散，虚损之所以由补而成也。故内外虚气之治，各有其道，不谙其道混治之，似盲人不见黑白之分。黄芪尤以蜜炒者重用滞气，可佐以桑白皮。尊李老之引导正确使用黄芪十分重要。

（四）李秀林老师真言之三——中药炮制须精细

参师李秀林先生早年业精中药饮片炮制，1949 年后从业中医临床，善治内科、儿科、脑病。先生与我于 20 世纪 70 年代系忘年之交，与吾辈至力于病证规范标准制定工作。自 1973 年拟定星蒌承气汤治疗中风痰热证。其中胆星一味先生要求取牛或猪胆汁，将天南星碎末装入胆中阴干后用，溢出之胆汁拌天南星粉末备用者为二等品。又婴儿积痰发热易致惊厥，治用《婴孩宝鉴》所记夺命散，用煅礞石为末用薄荷汁和白蜜调服，引稠痰入胃肠排出。先生讲青礞石性苦寒，必须煅为黄色，其性咸平与大黄合用咸软苦泻坠痰显效，如今开发的金振口服液已应用于婴儿痰热咳喘证，提示医师使用中成药除重视药材基质的道地性之外，炮制工艺影响疗效也很重要。

八、其他

焦树德先生，我校西学中班毕业后留附属医院工作，曾任中医内科主任。随先生查房传授真言一则：“治疗杂病随汤药加冲服肉桂面 0.3 ～ 0.5 克，启动一点真阳可改善全身气化。”其后我辈中医师遇有湿、痰、瘀又正气不足患者，当属虚实夹杂之证，辨证遣方加肉桂面（粉）冲服，验之临床切合实用。诠释：肉桂甘辛热，入足少阴经，兼足厥阴血分。补命火之相火，通上下之阴结，升阳气以交中焦，开诸窍而出阴浊，从少阳纳气归肝，平肝邪扶益脾土，一切虚寒致病，并宜治之。真阳禀受先天，天一生水，地六成之，河图洛书以壬癸水脏为肾，一点真阳系命门之火，以肉桂面（粉）冲服，携诸药动静互感，水火暨济，确有助全身气化之功效。

秦伯未先生，沪上名医、中医学大家，1949 年后被卫生部聘为中医顾问。于 1961 年毕业实习，偶有机会在东直门随先生襄诊：先生传授诊治厥心痛即冠状动脉综合征心绞痛频发者，多以气虚血瘀立论，治用益气活血方药。先生分析病因病机，诉及审因论治，“患者多有隐曲郁闷不舒，有涉木曰曲直之性，病积日久气滞致气虚亦有虚气留滞之弊端”。处方：生晒人参 3 克，文山三七 10 克，生山楂 15 克，木香 10 克，广郁金 10 克，代代花 6 克，佛手片 6 克。水煎服。也可以人参、三七、郁金按 2∶5∶3 剂量比例研细粉装 2 号胶囊每服 2 粒，日服 3 次，予以益气调补，和络活血为治。日后曾做一份临床流行病学调研考察，资料显示，冠脉综合征患者先期以气郁有隐喻病因者约占半数以上。至今秦老所拟益气活血方为老年学中医师继承用为良效之剂。

任应秋先生，近现代国学国医大家，中华中医药学会创始人之一，中医药学科、学位奠基者，理论家教育家。我曾随先生襄诊于临床，夜幕灯下研讨治学执教之要领。尊亲嘱：“国医国药是国学的重要组成部分，认真读《十三经注疏》是基本功，学老庄无朴纯素，儒道互补是处事治学执教的学养。”20 世纪摆脱传统，追逐西化，国学即中华民族文化学日趋淡化，以古贤哲之载文难读，又训诂学渐成绝学。从中医学人看，已与国学原理，中华民族优秀的科技文明疏离，启蒙读本三字经、千字文未曾进学。先生教我阅读《论语》《孟子》《左传》《尔雅》《荀子》需吃功夫。尊奉先生“读死书、死读书、读书死”的精神，确信“死书”有生命力，学以明德正纲悟道，把书中内容读“活”，验之临证造福桑植。联系21世纪信息守恒定律的提出，以历史范畴看待科技文明的进化，重始源崇仁德、尚和合、讲纯素是克服物役陷阱追逐利益的利器。迎接大科学数字化新纪元必须守正，正者，政也，正中和合组建协同创新、和谐团结的团队，提现生生不息的民族特质，厚德载物敞开胸怀兼容吸古今中外一切科技成就，构建多学科多元化的理念，培育多层次多模式的人才，面向社会面向未来面向世界为生命科学与人类健康把握新机遇做出新贡献。

第二章

明医志向人生美育之门径

生命美育贯穿人生全过程，是终生教育的重要组成部分。人生格局应认真纯思精思，“旨”在提升生命能量，展现求真储善崇尚仁德无朴纯素的人性之大美。活得明白，符合人性，力求使有限生命追求有服务人民群众的价值。

一、业医执教回忆录

（一）回忆录之一：临证心悟点滴——明医之路

人活到垂暮之年总在不停地追忆往事。对于人生要做有系统的反思，反思的关键是人生观，以儒学的仁者寿、道学的死而不亡者寿，体现禅宗的自性。身处生命的最后阶段，以独立之精神多做一些对国家、民族有用的事，对后辈学人可作参考的事，只要生命之火不熄，就必须坚持不懈做好想做而未竟的事。

1. 明医之路

我出生天津，为避战乱五岁返乡里，于村上读私塾一年半，学《三字经》《千字文》与珠算，奠定一生热爱国学的基础。20 世纪 50 年代在“中医是否科学”的论争中，“旧医不科学”的舆论余波时，我是自愿来学中医的。大学本科读六年，多次下农村、赴矿山，教学实习，亲炙恩师董建华先生，承孟河、新安两派之学。逢临毕业留校，辅课国医国学宗师任应秋先生授《灵枢》《素问》，嘱读《十三经注疏》作为治学根基。又秦伯未大师指引精在临床，道术与共，以天德容古今中外之成就，体悟中华科技文明之美育，读经典、做临床、参名师，企望吾辈成为振兴中华医学之栋梁。董先生幼承庭训，后以沪上名医严二陵。时值民国与王玉川先生均提倡西医学与中医学互融互用。于 20 世纪 70 年代到北京协和医院进修与科研合作，约有三年系统培训，遵从母校培养中医功底深厚、具有中西合作共事能力的高级中医师的目标。我辈学长学医业医坚守国学国医之精粹，以我为主而仁德开放厚德载物，“博施于民而济众”，为重振国医国学而“任我”。

2. 幼儿血痢误诊失治案

1962 年毕业，次年去安徽枞阳安凤公社劳动锻炼，并与半农半医合作在乡村巡诊为农民疗伤治病，与村民同吃同住同劳动，身心消融于大自然中，体会到师长所论及“不务农难以成名医”的训导。夏季某日入暮，公社卫生院延我会诊，患者三岁，男孩，腹痛约有半日，不发烧，饮水反吐，切腹拒按，听诊脐上部肠鸣音亢进，脐下部静而几乎无声，晚饭后解大便，量不多，带鲜血样。我与安庆卫校毕业的医生会诊，拟诊断为肠套叠可能性大，意决协助患儿母亲转诊县医院手术治疗。其时入夜，雨天要走二三十里路程，孩母不肯而抱孩回家。时过周，于安凤集日间，见到其孩，方知村半农半医给服呋喃唑酮而病愈。此例误诊惨痛的教训原因就是太过自信，没有鉴别诊断。当孩母不接受转诊，应将可能用的治疗留院观察，亦不会造成失治之错误。复读清代喻昌《医门法律》记有“欲成大医必当先明大戒”。令我终生循守宜忌之理，早临床、多临床是锤炼名医必经之历程，牢记误诊之教训当是名医之慎戒，至切至真。

3. 投白虎汤不效加苍术而病愈

在皖安凤公社瓦屋生产队“三同”时，遇邻村一壮年男性，于立秋前三天，正逢双抢季节，农事大忙时病倒，家人火急万分，邀我去诊。其时高热体温 39.5℃，大汗出，大烦渴，脉洪大而数，故投白虎汤生石膏 30g，肥知母 10g，生甘草 5g，以大米 45g 汤煎 200mL，日服 2 次。经服 2 剂，高热不退，细察渴饮每次量不多而口舌干，舌面中心有白腻苔不厚，暑夏季节连续三天夜间下雨而午后暴晒又寒湿郁蒸。观象议证，当是阳明经证兼夹湿阻中焦而脾运力薄，治用原方加苍术，苦辛温，燥湿行气祛除里携之湿而散透阳明经热。加苍术 15g，水煎服 200mL，于晚第二煎药服后胸宇痞闷锐减，体温 38.2℃，频频汗出而不烦躁，仅服 2 剂热退后，进食稀粥而愈。此案启示“观其脉症，知犯何逆，随证治之”，仅仅十二个字概括了辨证论治总则。“观”乃范畴从整体之象包括天地阴阳之象、健康疾病之象，医生必当仔细观察而后，据象素而判定证候病机开方治疗，仅加一味苍术而方证相应则药到病除。

4. 蛔厥山村之夜救治案

1969 年，军宣队分配我带 65 级一班一个组，记得有任俊杰、齐文生、王晓玲、孔祥梅等 9 人住怀柔三渡河公社营北沟大队。该村落位于长城脚下，物产丰富，以玉米、高粱、大豆及棉花为主要作物，时值 6 月庄稼茂盛喜人，村前平地不远便是去渤海所的公路，过路一院落设有三渡河公社卫生院的卫生所，所里仅有一位市属卫校毕业的医生，他尊我为老师，无论生产劳动或医疗巡诊都给予我们许多帮助。怀柔是雅梨、蜜桃、板栗的生产地之一。正值梨花盛开，山野杜鹃红艳的时节，农民家家有地窖存储梨、桃待春节上市，所以村民生活富足。当时村民的常见病是沙眼、哮喘、风湿关节炎，其中免疫病类风湿反复发病、小关节肿胀变形而失去生产劳动能力，十分痛苦和无奈。届时推广穴位埋羊肠线防治，为掌握此项技术，我让学生王晓玲在我左腿足三里施术，然未及推广即令返校。记得某夜邻村桃峪一青年午夜请求会诊，我带领两名学生赶到，老妇人腹痛在炕上翻滚之后已疲惫不堪，面发绀，脉沉弦，血压40/20mmHg，已是休克。鉴于腹部硬痛而高低伏动，诊为蛔厥可能性大，即时给服一粒驱蛔虫药物，服后细心观察，次晨大便见大量蛔虫排出而病愈。盛夏多雨，忽某日子夜暴雨发生山体滑坡泥石流，巨石从山上向下倾泻，危情即刻来临，我与学生惊醒之后，房东大爷带领我们向山上爬，避免了一场灾害伤人的险情。

5. 硅肺咯血之治

京西矿区教学实习，一些老年工人经历过旧社会小煤窑采掘作业，由于生产条件差，阴冷潮湿，吸入大量煤尘，日久积累在肺，病发为硅肺。硅肺壅肺是一种矿工的职业病，及至20世纪60年代，仍是诊断明确后没有有效治疗方法的疾病。对于这种职业病重在预防，改善采煤现场的环境。时值1963年，于京西城子矿带领60级教学实习，组织学生开展硅肺的诊疗方案研究。硅肺患者胸闷、咳嗽、气促为主症，肺体清虚，状如橐龠，终端肺泡布满细络，其证候病机系燥湿夹杂寒热错综，痰瘀酿成败坏形质之毒，最忌咯血。咯血时，急调白及、百草霜、茜草炭内服止血，处方选唐代孙思邈《千金翼方》所载十神汤，重在解毒化瘀除痰湿兼润燥，不可过用辛凉、苦寒之品，水煎，每服200mL，日2服。待咯血止，迤求病情稳定，延续生命。

6. 尪痹防治重在护理

类风湿性关节炎是一种常见的免疫病，焦树德先生据考定名尪痹，组织有学术团队进行系统性研究，至21世纪参师路志正先生指导成立了二级学会，2019年王承德先生组织编撰了《风湿病中医临床诊疗病丛书》17册已付梓面世。尪痹发病缘于寒湿，最忌夏秋淋雨，雨淋后复发，手足小关节肿痛变形，还可侵犯脊柱诸小关节。我于1985年院校长任上创办北中医护理系，提出中医护理特色之一，即对尪痹要防淋雨，避寒湿，入冬戴手套，穿羽绒背心，做好护理，谨防残废。

7. 治疗急性扁桃体腺的效方

1966 年“大串联”的中学生们，从南方到北京，时值九至十月，多患表寒里热的急性扁桃腺炎，有的已见脓栓。那时我被派往新中街接待站医疗组，殷凤礼先生在东直门医院急诊上班，据病情分析，拟方：荆芥 10g，防风 10g，羌活 6g，连翘 15g，黄芩 10g，鲜薄荷 5g，鲜芦根 20g。水煎，每服 200mL，每日 2 ～ 3 次，解肌散寒，清里祛热，取得了显著疗效。

8. 立足“先中后西，能中不西”治疗急症

1965 年春，参师廖家桢先生被派往卫生部随副部长郭子恒考察长江南北六省区中医药工作，廖先生完成考察报告后返回东直门医院，负责开展中医治疗急症研究，选我做助手，选择肺炎双球菌大叶性肺炎做临床疗效观察研究，当年秋后三个月收治 59 例。当时尚无中药注液剂，拟方麻杏石甘汤合银翘散，水煎服，每服 200mL，日服 2 剂分 4 次服，连续 5 ～ 7 天，若高热不退，X 线片无改善者，再用抗生素中西结合治疗，经治 3 周痊愈者 40 例。参加此项临床研究，使我坚信了中医不是慢郎中，巩固了专业思想，学会了临床科研设计，观察评价和撰写研究报告与论文的方法。克服勿论病情需要都是西药加中药，树立了先中后西、能中不西的观念，组织中西结合得以发挥中医药临床优势及我主人随的科研工作，参加了这项研究为 20 世纪 80 年代成立中医急症学会与研发中药注射液奠定了基础。

9.“益火之源以消荫翳”甘温除热案

身处寒湿必损耗阳气。南方丙丁火指心为君火，另则相火居命门，北方壬癸水主肾，水火互济升降出入常态又需中央戊已土运主脾于水火之间，三五生成规律，土运为水火之中介斡旋。1963 年，京西矿区带课间实习做刘渡舟老师助手，逢井下矿工发热而不恶寒、脉沉、白腻苔，可排除外感发热者，刘先生多以补中益气为主方，且重用生晒参，炙黄芪，意蕴甘温除热之法。经治数位矿工，鉴别无外感炎症，开方投药后，患者多有从已至未（午前九时至午后三时）烦躁不安表现，先生嘱我必须守方，大约服 30 剂左右，热退神安。使我懂得了治慢病有维有守，治急病有胆有识，知犯何逆，及时调整治法方药的原则。

10. 重症肌无力患者误用链霉素的救治案

1982 年 5 月，东直门医院内科三病区一位中年男性，于午后三点突然呼吸衰竭，即刻插管呼吸机支持，原因待查。那时我任内科副主任，及时赶到，访查病例上午八点半住院，而只有发热待查，予青霉素、链霉素治疗的医嘱，主治医师禀报接诊的研究生尚未及时书写住院志，因此既往史不清楚。急唤患者妻子即刻来院，了解到患者三年前患有重症肌无力，住北大医院经治缓解，禁忌链霉素抗生素，缘误治后而造成呼吸肌包括肋间肌、膈肌麻痹的致敏反应。急予肌注新斯的明 1mg，观察 15 分钟呼吸肌动度复原，即嘱速将插管拔掉，脱离辅助呼吸机。事故出现的原因是未及时采集病历，误治时住院志尚缺，此案各级医师均应吸取教训，也令我铭记一生。

11. 下法治疗中风重症的治案

1973 年春至年终，协和医院八楼一层神经内科病房收治中风病人占全病区的第一位。那时已有 CT 影像，可做出脑出血与脑梗死的鉴别诊断，但治疗方面确是方法不多。重症多在始发的 72 小时之内死亡，活下来的脑梗死患者进入急性期症状学观察见昏迷，半身偏瘫，大便秘结腹中有燥屎多枚，舌苔黄厚腻，脉弦滑偏瘫侧脉大，证以气血逆乱在脑、痰热腑实证，当急用下法，仿三化汤加瓜蒌、胆南星，方中生大黄、芒硝剂量加重，务求攻里泻下燥粪为主，水煎温服或鼻饲，约 3 ～ 6 小时，患者泻出秽臭大便，续服至便稀量少为止。观察形神，患者意识形态转为昏睡朦胧，半身不遂，肌力渐复。其后针对风痰瘀血闭阻络进入恢复早期阶段的治疗，取效于维护生命。这是董建华老师送我进协和进修协作的第一例中风病治愈患者，深化了我对“观其脉症，知犯何逆，随证治之”辨证论治总则的体悟。

12. 抑郁症叙事医学的长期观察

时值 1984 年春，北影厂一位做影片剪辑工作的女患者 35 岁，安定医院拟诊为抑郁症，精神科医生建议中药辅助治疗。来诊患者精神恍惚，失眠倦怠，时而焦虑，时而沉默不语。此病缘由其爱人出轨另有所爱，不断争吵难以维持夫妻正常生活，其丈夫外出深圳而不回家。首先追询患者病因，患者其妹系我校基建处职工，并亲历患者父母得知其与北大荒下乡知青恋爱，1979 年返城结婚，其丈夫于婚后下海经商，由卖电子表、太阳镜做起生意，曾因生意纠葛被拘禁半年，患者曾亲切照料从无嫌弃之心，亦为其丈夫感念的一段情谊亲切的过程。了解病因之后，依据现场与患者交流、观察，反思患者心理障碍，是和是离处于两难，陷入忧思悲苦之间。医者以归属感，同理心切入患者心理现状。建议求和与离散两者决心取一，方可脱离悲苦厄境，其忧求和人生豪迈追求真爱，苦口婆心善言劝归以包容为主。离婚要敢于承担失败的教训，人还年轻从头再来，要求速做决定，否则难以超脱困境。患者选择了和解，克服了心理自虐。患者之疾苦，医以治心为主，处方用药始终不离逍遥散化裁。

13. 周期性瘫痪发作的暗示治验

内蒙古锡林郭勒盟防疫乙脑期间遇到一位缺钾性周期性麻痹患者，其病发以颈软至瘫，双肩无力近端瘫痪为特异性症状。治用氯化钾 1g，口服 3 ～ 5 日，即可缓解，数次发作后患者对氯化钾服用产生依赖。为此用藕粉制成片剂，每服 3 片，日 1 次做预防给药，并嘱饮食多吃新鲜蔬菜，患者连续 2 年未再发作。片剂服完，患者没了药心里紧张亲自来北京找我会诊，亲自告诉当地医生是暗示效果，真实复发的原因不明确，若有发作仍需补钾治疗。

14. 成人呼吸窘迫综合征的救治一病例

1976 年唐山大地震，我被派往丰润人民医院带教学实习。一位年轻农民发热待查，高热 39.5℃，咳嗽，胸闷憋气，放射科影像报告是肺炎并发肺水肿 X 线征象，诊脉沉细数，舌质暗、苔白腻，并由短期不足以息继而气短，因气促呼吸困难，肋间肌、膈肌动度乏力而呼吸困难，先后不足 8 小时呼吸循环衰竭，于心脏按压过程中，给予山莨菪碱 10mg 静脉推入，10 分钟后，患者终未脱离厄运而病逝。回顾诊断为急性呼吸窘迫综合征（ARDS），给予的山莨菪碱是改善微循环的有效药物。

15. 越婢加苓术附汤治疗水晶疝案

1963 年，由温病教研室调内科做住院医师，在四楼西病区工作，主治医师康延培老师分我管九张床，主要研究肾病综合征。当天入住一位中年男性患者，既往患肾病 2 年余，生活工作恢复常态。此次由于露天工作冒触风寒之邪，发烧，咳嗽，全身漫肿，阴囊阴茎也肿。先与桑菊饮合五皮五苓，水煎服，每服 200mL，服 2 剂，热退，咳也减轻，唯水肿加重。既时延请本院胡希恕老先生会诊，苔白，脉沉，拟诊为水晶疝。疝为水火不济，寒湿伤肾命元之阳，脾湿涉肺，肺络瘀痹而成，以水寒土湿肺闭，当以麻黄为主，佐以生石膏，重加附子辅用苓术为治。胡老开方生麻黄六钱，生石膏一两，茯苓五钱，苍术五钱，黑附片一两，生姜三钱，大枣五枚，生甘草三钱。并嘱先煎麻黄，去上沫合煎诸药，汤煮 40 分钟以上，取汁 200mL 温服，日服 2 次，其药取来依法水煎。患者服尽 1 剂后尿量增加，次日 24 小时总尿量在 2000mL 以上，连服 3 剂而肿退尽。继用金匮肾气丸为汤调理。这是我任住院医师，运用辨证论治成功治疗水晶疝的病案。从理念上为信仰中医增添了信心，从意志上增加了从事中医药学术研究的力量。

（二）回忆录之二：防控传染病是中医师的责任

中华人民共和国成立 70 多年来，在防控传染病领域中医中药也做出了骄人的成就。中医始于明代吴又可著《瘟疫论》，继之王孟英撰《温热经纬》，吴鞠通著《温病条辨》，雷少逸著《时病论》已形成创新的温病学派。从血吸病防疫队的组成，防控流行性脑炎的医疗队，防治麻疹并发肺炎，积极走进疟疾流行区，率先承担“非典”防治任务使命，多次参与甲型流感的防控任务，均能取得国之需民之用，具有国际影响力的疗效。显示了中医药防治传染病的优势，中医药工作者勇于担当，继承传统，挺立于传染病防控的前沿，救民于水火。同时，也不断积累经验，发挥治急危重症之所长，做有目的的研究工作，不断更新学术内涵，推动温病学科的进步。

我业师于董建华先生，先生幼年自承家学，精读《时病论》，善治温病瘟疫。后于沪上于严二陵门下深造，先生传承新安、孟河两大学派之精要。我于 20 世纪 60 年代毕业后分配至温病教研室。先生教我熟读《医家四要》为临证案头书，认真研习《温病条辨》与《时病论》，同时跟随戈敬恒、孔光一教授赴北京地坛传染病医院查病。带领医 60 级教学实习，通过临床对猩红热、白喉、百日咳、甲型肝炎、麻疹并发肺炎、乙脑、流脑等传染病的病象观察，对辨证治疗及调摄护理禁忌有了较为清晰的认识。

1974 年 7 月下旬，当时我在协和医院神经内科病房进修，传来卫生部通知，于当天下午三点赶到西郊机场集中乘机飞往内蒙古锡林郭勒盟参加防疫医疗队，全队有西医、中医、兽医、昆虫学者、病理学者、药理学者、流行病学者还有护士共计 40 位的医疗队。飞机降落在较平坦的一块草场上，队员集中听取当地领导、医护人员报告疫情，人马牛羊均有患病，疫点已有死亡病例，防疫医疗队的队长是协和医学院的传染病学主任王诗恒教授。那时提出在病原体与传播途径尚未调研清楚时，首先着眼于预防，靠中医投复方做预防，王先生曾参加协和医院举办的西医学习中医班，听过董建华老师讲述的温病课，对中医药防控传染病持积极的态度，会后嘱咐我先以预防为重点，动作要快。鉴于患者高热、头痛、抽搐、昏迷，以疫毒犯脑为主，连夜请教老蒙医，选定以表里双解的防风通圣散做煮散，在疫区做预防给药。防风通圣散具有解表，攻里，活血，益气四组 17 味药组成，煮散为汤，每取 200mL 内服，1 日 2 次，一周后查明病原体为乙型脑炎病毒，传播途径是按蚊叮咬。既往乙脑流行止于河北张家口地区。此年夏季内蒙古多雨炎热，草原水泡子孳生大量孑孓按蚊所致，鉴于人畜免疫力低致使乙脑流行。运用防风通圣散做预防给药，对控制疫情蔓延确切有效。王诗恒老师教导要“快”，先着眼预防，对我人生所参加的防疫救灾启迪至切尤深。

1976 年的唐山大地震是我一生所遇到的最重大的自然灾害，我和刘弼臣老师同居一室，在晨曦薄明的刹那间，刘老把我从熟睡中拉起来，外科王俊显医生站房门前，大地在上下颤抖，门被挤压得打不开了，数分钟后，大地左右摇摆，门自动地开了。我们一起跑到院落里，察觉到天际闪着蓝光。教学连队的师生们全跑到院子里，数间房子塌了，但幸好无一个伤亡。惊魂未定，已经有病房值班的医生跑来报告病房损坏的情况，丰润人民医院二层楼四个病区 120 张床位还有加床。当时党支部书记李振吉同志回北京开会，我作为教学联队的队长，即刻组织师生把住院患者转移安置在院子里，此时也有临近城关的伤号抬到医院，立即接纳抢救病人。1 小时后，天亮时刻唐山北上的卡车已送来伤员，由于再往北进京的路断裂不能通行，至上午 10 点千余名伤员躺满了院内外，院外是一块开阔的白薯地。师生一起先检查生命体征，判断死与活，药房已破损，挖出几盒安纳咖强心剂，一支 5mL 的注射器，再没有什么施救的器械可用，骨伤科医生带学生整复骨折，针灸科老师带学生对创伤疼痛施针展示出了优势。水塔已倒塌，幸好还有水井的水可用，用大锅煮开盐水消毒疗伤，十多小时奔走于伤病者之中，水米未进，我已安排年长的刘弼臣、于维杰老师休息，派学生进县城找吃的东西。大灾临头，卖糕点的店铺倾囊相助，师生在午后三时余震中终于果腹。翌日，驻辽阳的解放军赴唐山救灾，卫生队路过丰润，此时丰润人民医院已成了最大的中转站，安置了数以千计的伤病员。部队派来一位后勤学院老教官，即刻召集院内留守的医护及北中医 74 级教学连队的师生全体开会，布置了给伤员填写伤票的任务。分别实施救助，重点放在可治而能维护生命的病员，及时处理死伤的尸骸。将所有能参加救护的医护师生分编三组，保证高效救护质量，一日三餐喝含食盐的菜粥能以吃饱，遵其指导救护工作有序进行。第三日，接到唐山指挥部的通知派我去唐山机场取救灾药械，经过市区，震后夷为平地，房倒楼塌一片废墟，尸臭令人窒息，救灾战士已有心理失常、精神障碍的表现，官兵们仍在积极搜寻可救生还的生命信息。在大灾中也目睹了人性人格的异化，有抢银行被枪毙者，有豪取死者腕上名表、双臂戴十数只表被击毙者，有干部自伤而逃逸被抓者。机场已收到救援药物器械，分给各救灾点，迅速返回。第四日，上海第一医学院救援队赶来，支起帐篷救治重伤员。第五天中午，时任副总理陈永贵来丰润慰问，而后中央决定将伤员转移到有关城市。第八日，丰润铁路抢修后通车转走所有重伤员。在抗震救灾的日日夜夜，亲身经历那么多可歌可泣、感人至深、激励斗志的事迹，孩子们扒埋压在坍塌屋下的父母兄弟，一双血淋淋没有指甲的手映入眼帘难以忘怀；战士们掩埋尸体经受强烈刺激有默默不语者，亦有号啕哭泣者，但他们依然坚持工作永远铭记。我曾经记得一位卡车司机转运伤员，面色苍白紧握方向盘，因脾破裂死在车仓里的忘我救人的画面。大难降临人性善恶分明，优秀的华夏传统文明中，仁者爱人及强韧的生命力是国家民族的根基。

2009 年甲型 H1N1 流感肆虐全球，北京于四月呈暴发流行趋势。中小学中有二三人发高热不恶寒，不流涕，头痛咽喉痛，频频咳嗽，次日迅速感染二三百人，迫使学校停课。北京市领导非常重视，市中医局紧急召集专家成立专门防控专家组。经调研症状学分析，病机认定是风温肺热病晚发，毒邪可能为 RNA 基因变异，呈暴发流行态势，拟定银翘散合并麻杏石甘汤防治。经由国家机关党政工委报告疫情后，国家发改委、财政部、科技部、教育部、卫计委、国家中医药管理局的重视。财政部设立防控病毒性流感、手足口病、乙型脑炎专项及时予以支持。北京市内各大中药店，中医医院药房用大号钢铝锅煎煮汤剂，以塑料袋装 150mL 封口，已患病者 1 日服 3 袋，隔 6 小时 1 服。预防给药每日服 1 袋，经 3 周后爆发趋势基本控制。国家中医药管理局也相继成立专家指导组，纳入财政部专项，卫计委与全国突发公共卫生事件专家委员会管理。于当年 5 月份，由北京市朝阳医院时任院长王辰教授拟定北京专家组的金花清感标准汤剂做了一份循证医学临床疗效观察报告，其结果评估，金花清感标准汤剂与达菲对照，具有防控甲型 H1N1 流感效应，发表在美国内科年鉴刊物上，迅即媒体报道，引起世卫组织总干事陈冯富珍的重视，并建议推广使用，其后，国务委员秘书长及国家党政工委书记马凯同志对中医药在防控甲流工作做出的杰出贡献表达慰问。今天我简明地写了这一过程，其实表述了我和学长及学生是继承了华夏文明的传统，中医学人与时俱进。汉唐盛世的国泰民安，抑或魏晋南北朝的战乱瘟疫，城乡中医师挺立于世间前沿，疗伤防疫救民于水火，医药学有史以来一直在进步，而且善于吸纳人类文化科技的成就。传统文明是一种存在，一种运动。它不仅是过去的，而且是承接过去、今天、未来的历史流程。我们一定要继承好，为人类健康事业多做有益的工作。

（三）回忆录之三：学为人师、行为示范、教学相长之路

1962 年 10 月，毕业留校分配到温病教研室做助理助教，室主任董建华老师首先要求补好养成教育，细到尊老爱幼、谦让妇女，无论贵贱即使校内老工友路遇也要驻足问候，走楼道总要靠边，临诊妇人要低头专心候脉……诸如此类。每天上班前半小时练习书法写字，那时助教要能抄稿每天 1 万字，做到字迹工整、段落明晰。进入温病教习，要求熟读《温热经纬》《温病条辨》与《时病论》。带教实习与地坛传染病院各级医护搞好关系，遵守纪律，每次实习认真写好日志，及时总结经验教训。先生的养育为我从医执教奠定了良好的基础。1981 年，先生当选中华全国中医学会内科学会主任委员聘我为秘书长，推到社会学术界后曾拜吉林任继学、河南李秀林、山东陆永昌、北京路志正、四川黄兴垣先生为参师，还有西学中宣武孟家眉、本院廖家桢先生为参师。结交晁恩祥、严世芸、李明富、涂晋文、南征等学长，一起办好学会，加强学科建设。时逢 1986 年，我在外访讲学中突然被改任的事情发生，正在实施强化基础、两端教学、专业自选、后期分化教学改革方案时，无缘故就地改任副职，无疑是人生曲折坎坷降临。参师王玉川先生教导：“一生不会总是顺势，遭遇坎坷不是坏事，只要认真治学做事，定会积蓄活力促进转化，一定是富翁失马。”任继学先生嘱我：“回到读经原点，认真治学的好时机，遇事多检讨自我，四大皆空要顺应自然。”回首任应秋

老师教我："中医学，是国学的重要组成部分，花些功夫认真去读《十三经注疏》，这是自觉的基本功。"唐代韩愈讲："师者传道授业解惑也。"传道学习儒学崇尚大德，践履五常，志成"仁"而后重炼为好教师、好医生。受惠于师长们的教育培养学长们的关怀助力，体悟大道之行。

1. 回答疑问，鼓励学生好奇心与想象力

暑期去学生宿舍探访，刚刚学完中医基础的同学提问："经脉循行路线图是真的吗？还是按图索骥，人活着可通过针刺得气感传，人死亡还存在吗？"首先肯定敢想、敢问很好，中医理论以象为主体，象、数、易、气、神相关联，重视人体对天地人神、气候物候反应状态的观察，气、气聚、气散、气机、气禀、气化学说缘于中华民族优秀的传统的科技文明，国学深邃的哲理与数理科学存在差异，阴阳、无有、黑白、正反都是相互关联，消长对称辩证统一的。同学又问："脑科学的研究是否与无有相关联？气是极其微小的物质颗粒是否忽略了人神？"我讲了心灵哲学，精神障碍与疾病，中医师需要以唯物史观与唯心史观去认识辨证论治，这就是教学相长以学为师，鼓励青年对学问的想象力和好奇心是培养创新能力的契机。

2. 通过培养性试讲

1964 年，教研室分配《金匮要略》水气病篇给医 62 级做培养性讲课，经过熟悉教材，阅读教学参考资料，调研前期课业学习理解的状况，撰写讲稿，绘制图表，2 个单元 4 个学时试讲后，经先生们通过才真正成为一名合格的助教。宋孝志老师指出，水气病是水火失调，出入升降枢转不力，大气失转的疾病，从立论观点上教师在国学易经原理方面还需认真学习，经先生教诲后阅读河图之学，水寒、土湿、木郁、金不鸣均可伤阳，君火、相火为湿寒耗损，实重于命门之火不足是大气失于转枢，升降不前、异位交变可发喘促、怔忡，有危及生命之虞。

3. 试点小班讲课

中医内科学是临床医学的主干课程又是各科的基础，1965 年 62 年级进入临床，那时我与田德禄学长试点小班讲课 1 小组 10 ～ 15 名，先带领学生预先在病房选好典型病例，运用四诊法详细检查后组织病例讨论，最后由教师总结并留有思考题。以咳嗽一节为例，咳嗽可为病名，也可是肺系病的一个症状，作为主症属病名者，外感六淫内伤气虚阴虚阳虚均可为病因，尚有隐喻病因气郁、伏燥的。主病在肺论病机可分数种，总以失去宣肃升降不调为要点，肺体如橐龠，终端布满细络子肺泡。痰浊血瘀阻闭伤络而气交变异致使咳喘呼吸困难，还有预先录好的咳嗽声音的磁带，进而研究治法方药，同学们之间可以争鸣发表不同见解，拟定的处方推荐主管医师参考，思考题有："咳嗽早期祛邪的正面意义如何？""治咳宣降润收，为何敛肺而不提补法补肺？"等等。同学可在教研室创办的辅导小报上发表心得体会，小班讲课的试点是成功的，但未及总结推广因政治运动而终止。

4. 培训"赤脚医生"们授课

1969 年，学校在河南宁陵办一年制的六・二六卫校，收豫东各乡县及驻地解放军的"赤脚医生"及部队卫生员办学中医的培训班，我被分配讲中药学与中医内科心肺脑病，要求自编教材必须少而精，中药学概论以当地自产 200 味草药为主。内科以常见病为主，分班讲课，每班约 30 名学员，5 名学员一组。我在教师中年纪最轻，与学员同吃、同住、同学习，课时密度高，加上县医院医生们的讲座，最多是每天 9 个学时，上午我与洪秀清老师各带 3 个小组实习，下午 3 节课，晚饭后两小时讲座，真是磨炼意志的好机会，耐得住疲劳的考验。一方面向老前辈董建华、焦树德、姜揖君老师学习善用小方治病廉便的方法，以解贫苦农民之疾苦，另一方面向质朴勤学的"赤脚医生"们学习吃苦耐劳的作风。一年的历练，对铸造艰苦奋斗、自力更生的中华民族优秀传统是考验，是洗礼。"文化大革命"过后，许多六・二六卫校学员考取医科大学，塑造一代名医，他们来京看望昔日的老师，带给我温暖的慰藉。

5. 边区巡诊的讲座

从 1987 年起中华中医药学会内科学会遵循中国科协利用寒暑假期组织支边医疗队的指示精神至 20 世纪末，我和晁恩祥学长先后组织赴吉林延边和龙、陕北榆林、内蒙古海拉尔的多次支边活动，开展街头义诊、门诊会诊带教县乡基层中医师，还有教学查房，医疗队在调研边疆百姓对中医中药的需求后组织讲座。名老中医王绵之、焦树德、任继学先生与晁恩祥、南征、钱瑛、杨明钧、孙塑伦等学长积极参加，重点针对边区的常见病介绍有疗效的诊疗经验、重点分析治法方药的运用。我针对中风病、类中风与偏头痛的防治、治学的门径方法，还有中医药临床研究设计、衡量、评价的方法进行介绍，追求共识疗效的传播。进入 21 世纪，应陕西省政府邀请在陕北榆林建立了院士工作站，我的学生一代去讲学和教学查房，为老区边区农民服务是一种责任，应予传承医德服务民生而加惠医林。

6. 学科建设的核心是研究方向的更新

1992 年，参师王玉川先生将我推介到社会学术界担任国务院学位委中医学与中药学学科评议组的学术秘书，参与学位授权评审，组织完成中医学与中药学各二级学科介绍白皮书。后经玉川先生推荐担当了第三届学科评议组的召集人，连续前后 12 年的计三届召集人，与南京王灿辉教授与上海严世芸学长合作，团结评议组成员努力做好中医学中药学学科建设，提高学位培养质量和博士后工作站的人才的创新研究工作。为学科建设与学位质量的考察进行了 3 个轮次，走过北京、上海、黑龙江、辽宁、山东、广州、湖南、湖北、四川、天津、河南等高校，学科建设的目标重在中医药诊治现代难治病的共识疗效，中医的优势在临床，理论根本是中华民族优秀传统科技文明的深邃哲理，学科建设的核心是研究方向，重在规范、稳定性与创新机制，譬如现代难治病的规范定义、诊断标准、辨证量表、评价量表、症状学与证候要素提取，病因病机分析的演绎归纳维阶升降的证候、治则治法、组方遣药、护理调摄、术语集等；稳定是指论著发表在国内外影响力，接班人的传代，方向的更新与深化；创新机制鼓励求知欲、想象力、好奇心，允许失败，发挥独立自由精神。学科建设的蓄力在学科学术带头人，一定是崇尚大德、践行公德、不舍私德，具有家国情怀，坚持和而不同的终极理想，保持团结、和谐、开放、创新的团队，重视人才更新，闻过则喜，包容偏才、怪才，年迈力弱肯于让贤，为新人创造良好氛围。重始源而传承，扬国学而创新，坚持高起点与前瞻性，随心所欲不愈矩，死而不亡者寿，多做未竟事业。所以人才培育是学科进步的关键，学术建设是事业发展的基石，迎来中医药学良好的守正创新的契机，我与尚在世的学长自当老骥伏枥，为回归振兴中医药事业奋斗终生。

（四）回忆录之四：复兴国学走向守正创新之路

我 5 岁在村上读私塾，读《三字经》《千字文》，学珠算，抗战胜利后随母回到北京。我祖父是乡里的中医眼科医生，继承祖世，自愿来学中医，致使与国学结缘，一生热爱中华民族传统的科技文明。大学在读期间，参加过制作超声波发生器的科研小组。“大串联”时参与了急性扁桃体炎的复方中药汤剂疗效观察，于1979年担任中医药复方治疗帕金森病保健专项研究，为1980年以后做“七五”攻关血瘀证研究，“八五”中风病急症研究，“九五”血管性痴呆临床研究奠定了基础。至20世纪90年代申请“国家重点基础研究发现计划”“人口与健康领域”中标后受聘首席科学家，带领百人以上8个子课题组成团队，针对中医方剂配伍原理的研究，为产业“组分中成药”的制备提供技术，结识中国科学院戴汝为院士与清华大学李衍达院士开始进入复杂巨系统理论的认知和思考国学深邃哲理的融汇引导研究方向的假说，期间学习了属性对立事物关联、对称消长、辩证统一交替的规律，启示回归国学原理的学习与运用。于21世纪初国家自然科学基金委设置重大专项，开展中医证候、方剂与针灸原理基础研究，受聘为专项组长。研究过程发现，针对证候与复方两个复杂系统的关联性，针刺得气感传的经脉生态，运用牛顿数理科学实验，具有难以克服的局限性，迫切需要以观“象”为主体的象数易一体化的理念去探索，多学科协同与重始源研究是十分重要的。自20世纪90年代我曾担任全国科技名词委常委，《中国药典》执行委员，中国标准委中医药学名词术语委员会主任，先后承担世卫组织两项国际合作项目，其中常见疾病循证指南具有面向世界意义的准国际标准。于2014年，中国标准委授予中国标准化终身成就奖。对于循证医学中医药临床常见疾病现代难治病诊疗方案具有指导作用，对治疗药物安全性、有效性评价有积极意义，但也面临伦理学、逻辑学的挑战，迫切需要融合多学科，充分利用理、化、生、数成果，与叙事医学人文关怀整合，提升充足的证据，更新循证“循”的方法学面向真实世界，朝向循证科学发展。

1. 始源的中国科技文明是“格致学”

优秀的中华民族科技文明是“格致学”，“格物致知”与“致知格物”符合唯物史观与唯心史观结合认知世界，是知识体系及知识生成过程的归宿，是人类智慧的集成。中医药学是国学的重要组成部分，体现了格致学的深邃哲理。从历史范畴看待格致学包括了科学、哲学、史学、文化学、社会学与各类技术学。

2. 守正创新萌发新感悟

人类生活在物质、精神、人群社会三维动态时空的复杂巨系统中，当前面临着新未知、新思政，需要以多学科互融互鉴的方式，以科技文明的历史观，对世界认知根本性问题，对生命、生活、生产做新探索，激活科技与人文的对话，在科学的基础上促进文明的孕育，在文明的视域中认识科学的意义，对生生不息的新事物萌发新感悟，为守正创新注入新活力。

3. 对国学深邃哲理的认识有待深化

国学系农耕文明，重人伦、重血缘、顺自然，以天人合德为宇宙观、世界观、人生观，人生豪迈、家国情怀是创新的动力，无朴纯素顺应自然维护正常的生活秩序，创造科技文明，重在历史传承，鼓励学人求知欲、想象力、好奇心，维护科技文明发展的惯性，循序天道自然一体，刻苦攻读河图洛书，负阴抱阳太极图说，认知理解冲气为和、中正仁和的道理，崇尚形而上之仁德伦理。以“道生智”“玄生神”“玄之又玄，众妙之门”，深不可测，玄者幽暗深邃莫大莫小，神与玄赋予人们充分的想象时空，开拓人们视域对暗物质、暗能量、暗知识的探索，倡导学者独立、自然、自由思想的价值观念，创新的智慧、能量、成就，奉献于人类生活。

文明是人类文化的积累，表现为良好的生活风尚，标志着社会的进步和开化程度。文明应具备的条件：①有文字；②能冶炼金属；③有居住 5000 人以上的城市；④有宗教信仰。文化发展应是多元的，不均衡的，有不同时空的历史阶段，产生不同文化，文明之间的冲突是可以理解的，中华民族有广大博深的包容性，56 个民族和睦相处。中华民族优秀的传统文化从未断裂过，国医、国药是世界唯一全面系统地传承下来的医药学。

4. 以包容之心迎接科技文明新突破

文艺复兴时期，于公元 16 世纪发展的以牛顿为代表的数理实验科学范式，即逻辑推理、数学表达、实验检验，认为只有可重复、可复制的才是科学。目前出现科技突破期的发展趋势，将会带来对既往科学定义的否定，新挑战首先表现在科学技术与重大工程的融合发展，大科学、高概念、大数据、数字化新世纪的到来，广义相对论与万有引力信息守恒定律激活数据学，通过网络、块数据、区块链对不确定性、非线性混沌数据的梳理，发掘与开发应用变为可能，量子科学技术“墨子号”量子卫星的发射成功，暗物质、暗能量被证实，暗知识与人工智能的发展，基因编码技术的逐渐成熟，结构生物学与合成生物学的联动；脑科学和认知研究的进展等。科技工作者们敏感地想到牛顿的科学定义与基本范式不是唯一正确的。人类追求新知，会重新思考科技文明的始源、演化与发掘。混沌的不确定性，数据的推演变化起源于河图洛书、太极图、先天后天八卦，以易经原理为指引，进入生物链圈做演绎与归纳结合的探索，试图整体论与还原论辩证统一的研究。社会学家费孝通先生指出，人类社会“各美其美，美人之美，美美与共，世界大同”。重始源思考科学从哪里来，谋发展了解科学向哪里去。人类总是要进化，没有一成不变，不忘根本而开放包容，我主人随而面向未来，和而不同是终极理想。科技文明不仅是过去的，更是承接今天与未来的历史流程，心若在、梦就在，以饱满的情思主动迎接科技文明突破期的莅临。

5. 西学东渐，国学国医国药受到排挤压抑

自 16 世纪发展的数理科学缘起于西方，西学东渐以西方科技文明为特色的现代化，至今历经 500 年，是不可阻挡的历史潮流。然而科学技术与西方文明不应该划等号，国学备受压抑排挤，国医国药被称为旧医，不科学，要取缔。百年前的“五四运动”批判皇权社会的小农自私奴性有理，提倡科学民主，新文化白语文是正确的，全面否定儒学是错误的且遗害至深。中华科技文明对世界人类进步有其重大的贡献，以国医国药论，本草学、四诊法、针灸、方剂等多项中国人的发明创造，我们主张各古今文明相互包容，在碰撞中融合，共同推进人类文明的进步，反对一切毁灭人类文明的战乱。

近是儒学仁德价值观被淡化，道学名士避世归隐深山密林，释尊佛学一度消极，致使一代学人国学知识锐减，训诂已成绝学，则很难读懂古籍，天干地支、五运六气已是少有问津者，甚至国学的基本读物《三字经》《千字文》也无习教。我国的学科目录少了中国文化学。近数十年不少学者载文称中国没科学，自然科学及现代科学以牛顿数理实验可重复、可复制，作为唯一标准。然而李约瑟作为外国人，不懂中文，其尽毕生精力研究中国古代科学相关文献、典故等资料，撰著《中国科学技术史》《文明的滴定》明确提出中国古代科学技术体系及相关理论。读后启迪中医学人从史学、哲学、工学、农学、社会学等多学科学习，古算学、天文学、生态学、资源学，弘扬整体论与还原论的辩证统一，并推广演绎与归纳结合的方法学。

儒道互补复兴国学。当今西方多国办孔子学院，倡导仁德的主流意识。道家之学以无朴纯素，顺应自然，道通为一，天道自然一体为主旨。儒道互补以象、数、易、气、神结合的整体观去探索自然与社会的一切事物。“道与术中正和合”体现了形而上与形而下的互融互动，它赋予人类透析辽阔自然的契机。“和而不同”授予学人独立、自由、平等的学术氛围，崇尚大德，服务社会民生，作为社会成员对社会人群共同利益负责。国学是有机唯物史观与唯心史观整合，以维护推动科技文明的进步。钱学森先生提倡大成智慧，凡是属性对立的事物，阴阳、正反、黑白、燥湿、顺逆均互相关联，对称消长而辩证统一。英国著名历史学家汤恩比赞许阴阳系统是反映对立事物关联交替韵律最贴切的符号。21 世纪潘建伟团队的“墨子号”卫星研制升空，证实单光量子不可分割，发现量子态无须重复，有力地支持了中医理论研究，为所谓基础理论的黑箱打开了一扇窗，为构建国学格物致知的研究范式创造了条件。

6. 重振国学为人类健康服务

在西学东渐与闭关锁国的年代，许多中国学者习惯于科技追赶西方，然而错在忘记了中华民族科技文明的根本，忽略了国学哲理指引下，中国人对世界科技文明的伟大创造。21 世纪国学原创思维的回归实属必然，譬如天干地支、二十四节气对农业生产的影响直接与粮棉产量密切相关，本次新冠肺炎流行预测就依据了五运六气学说。国家设置人口与健康领域“973”计划中疫情预测有专项，安徽顾植山教授是课题组长，每年都有疫情预测报告。2017 年，湖北、江西、安徽，干旱造成社会人群体内“伏躁”，据《内经》遗篇本病论“三年化疫”，至 2019 年伏躁逢暖冬后阴雨寒潮触发寒湿疫流行，预测依据象、数、易、气、神的国学原理，观象议病，观天地阴阳之象，万物生灵之象，观健康疾病之象。从河图洛书、太极图说、先天后天八卦取象与数，遵循易经演绎归纳推演而得出。冬至是阴之极一阳升为二十四节气之枢转阴阳的大节气，人最易染病，野生动物作为宿主的细菌病毒最易繁殖与基因变异。要重视复习历史，我院张志斌先生，于 2003 年“非典”后撰著《中国古代疫病流行年表》，重点复读明清两代疫病流行状况。明代永乐五年至六年，福建武夷山区建宁，绍武及江西南部之大疫发生，届时气候物候与人体反应状态均可为疾病预测作为参考。疫情预测提示防疫抗病的准备，我院高度重视，获批科技部专项。遴选岗位首席，外聘专项顾问于2019年下半年多次举办讲座，鉴别伤寒与温病，瘟疫与寒疫，我所承担的突发公共卫生突发事件的工作正式交班，冀望年轻一代在防疫第一线迅速成长，为中医药学在防控传染病领域做出重大的成果。

王永炎自署

2020年3月

二、人生感悟：立志明医朝人生美育之路——给青年中医师的一封公开信

实现中华民族的伟大复兴，建设特色社会主义新时代是党的使命，也是全国人民的使命。不忘初心就是让人民脱贫致富过上好日子，让民族复兴强盛承载人伦范式。其主题在经济研发，安全在军事强国，动力在人伦道德教育，秩序在恪守人性本底。牢记使命就是医务工作者恪守抗疫救灾的伟大精神维护生命健康，以疗伤治病为己任，服务民生。

格物即正事，欲事立、事上炼、事功成、致良知。良知者明明德。尊儒道互补之学，崇仁德、尚和合、重教化；无朴纯素、无私欲、守静笃、忍其辱、守其黑、重人伦、求安宁。处世事严防物役之毒害，勤治学苦中有乐向思能旨，重仁学论健康、疾病、生命之美育，纯思之，道通为一、无、中和，悟道而得道虽难，倾人生历程，言行体道正纲明性，沉潜深思净心修养，系统反思，对过失引为戒，于所得传后学。思得于“所”，可得而止，于“所”不可不止。

北宋张载（1020—1077）曾说：“为天地立心，为生民立命，为往圣继绝学，为万世开太平。”此应是当今吾辈学人的崇高信仰，也是践行中华科技文明复兴，人民生活幸福的初心使命。“为天地立心”，“心”是宇宙时空的心，涵化为童心、仁心、天心。童心，返璞归真，回归本真之我；仁心，良知恻隐之心，仁德纯素体现人生真善美之心；天心，认知天地人神一体互动，宇宙寥廓幽玄，天人合德，物我合一，知行合一，道通为一，立“一”以贯之的宇宙观。“为生民立命”，“命”是生灵万物之根本，生命至上，医者以人为本，抗疫救灾疗伤治病，救民于水火，仁爱精神至尊至伟。“为往圣继绝学”，以历史范畴重始源，复兴国学回归象思维，传承精华，本固枝荣根深叶茂，净化强化创新的内驱力而嘉惠医林。“为万世开太平”，和而不同、生生不息、厚德载物，振兴中华寻索中和大同之美，美美与共的理想境界。追求社会的和谐，动静有序守静颐安，弘扬中国大成智慧。

学为人师，行为世范，素以学生为师为友，读书人老师总盼望自己的学

生得比自己更好。未来的世界需要有更多的文化承载者，希望年轻一代自觉吃苦，以敬诚守静，主动抗拒浮躁物役的诱惑。人生高标境界其实很难达到，然而我们心向往之，虽不能至，但朝向目标要一步一步踏踏实实去做，量力而行，尽力而行。学人要有自我期许，重在立志，先要思想。思想即朝向目标的思路方法，还要比较系统反思走过来的路应吸取的经验教训。

垂暮之年以仁者寿，死而不亡者寿，于不亡的时间中为后学门人多做些许有参考价值的事情，虽然心智匮乏，体力孱弱于学术研究仅做了二三件事；但明医立志，应朝向人生美育之路迈步。

王永炎于辛丑季春，时年八十二岁

三、王永炎给中医药青年学人的一封信

各位唤我一声“老师”的中医药青年们：

你们好！

50多年来，我从事中医药临床实践、科学研究、学生带教以及管理工作，认识了数以千计的中医药青年学人，也培养了诸多中医药专业的本科生、硕博研究生及师承制的学生。现如今，你们都尊称我一句老师，我甚是欣慰，也深感任重而道远。在中医学教育这一领域，我始终以一句话作为我的座右铭——我愿意像蜡炬一样，永远为中医药的教育事业奉献光和热。我也始终鼓励中医药青年学人，应该秉承“独立之精神，自由之思想”来传承和创新中医药事业。我始终认为，人才是中医药学的根基，学科是中医药事业发展的基石。值此教师节之际，我愿意和大家分享一份做人和做事的感想。

首先，中医药青年人应该修身齐家爱国怀天下。

正如习近平总书记所说，青年一代有理想、有本领、有担当，国家就有前途，民族就有希望。实现中国梦是历史的、现实的，也是未来的；是我们这一代的，更是青年一代的。中华民族伟大复兴的中国梦终将在一代代青年的接力奋斗中变为现实。从孔子的“修身齐家治国平天下”到顾炎武的“天下兴亡，匹夫有责”，再到周恩来的“为中华之崛起而读书”，这些都是志存高远和担当精神的具体表现。

中医药青年人要努力使自己成为“实干型”人才，办实事、出实绩，也务必秉承一颗谦卑之心。对于青年来说，“修身”分为两方面，一是练就强健的身体素质；二是要修心，即陶冶高境界的人文素养。从事医药事业的青年人，要熟读两篇短文，一是《伤寒论序》，二是《大医精诚》。前者字字珠玑，言辞恳切地向后人展现了一代医圣张仲景作为中医药人的“至真、至诚、至善”。后者则是药王孙思邈对后世中医药人有关“医德”的告诫，第一点即为要精，他认为医道是“至精至微之事”，要求医者要有精湛的医术，习医之人必须“博极医源，精勤不倦”；第二点则是要诚，要求医者要有高尚的品德修养，以“见彼苦恼，若己有之”地感受，发“大慈恻隐之心”，

进而发愿立誓“普救含灵之苦”。

“齐家”就是应当把自己的家庭经营好，幸福美满的家庭生活必将形成良好的家庭氛围，惠及亲朋好友。良好的家风建设是构建和谐社会的基础，家庭层面的价值观对青年的成长具有极其重要的作用。

“爱国怀天下”则是要求中医药青年人，不仅要顾及个人层面、维护好家庭建设，还要“先天下之忧而忧，后天下之乐而乐”。特别是在当前激烈竞争的环境之中，中医药青年人应该要自强自立、不忘初心、牢记使命，始终铭记“少年强，则国强”。

其次，中医药青年人应该“读经典、做临床、参明师、悟妙道”。

中医药的发展重视传承。对于青年一代中医药人而言，首先要做的就是基于现有的资源，如中医药古籍经典著作、历代名医经验记载等进行广泛的阅览。这些先贤们留给我们的宝藏启迪了屠呦呦教授成功发现青蒿素，今后一定还会有更多的成就，这便有待一代又一代青年中医药人的不懈努力来实现。“敏而好学，格物致知”是中医药人应当终身保持的习惯。

再有，成为良医必定要勤于实践。所谓“纸上得来终觉浅，绝知此事要躬行”，医学更是如此，从事中医药工作的青年人，其工作生涯永远是经典领悟与实践真知之间的有机结合。

最后，中医药的发展需要三驾马车——科技创新、哲学思辨和人文精神。

21世纪以来，以人工智能、物联网、区块链为代表的新一代信息技术得以广泛应用，以合成生物学、基因编辑等为代表的生命科学领域闪耀着人类智慧的光芒……新一轮的科技革命正在重构全球创新版图。中医药的发展要持开放和包容并蓄的原则，任何新方法和新技术，凡是能为我用的。都应以“他山之石可以攻玉”为导向。青年中医药学人应该具备“人无我有，人有我优，人优我特”的创新意识。

而中医药发展的根源性指导思想则应该提倡回归原创思维，即象思维。也许很多青年人会觉得象思维很陌生，甚至晦涩难懂，望而却步。但象思维对于中医药的理论发展和实践来讲具有非常重要的价值，如“司外揣内”的诊断逻辑和中医诊疗过程中的“辨证论治”，其精髓就是象思维。象思维的获得往往在于人生的历练、中医实践的思辨以及对经典的领悟。如果将象分为四个象限，那么第一象限是可以用文字语言表达、可以感受的明知识；第二象限是用算法、数理模型、生物学的模型表达的，可感受的却难以用语言表达的明知识；第三象限是心领神会的默知识；第四象限是不可表达，也不可感受到的暗知识。从明到暗，认知深度递进，这需要青年一代不断加强自身象思维的训练和探究能力。在此，我推荐大家可以去读一读《回归原创之思》。总之，中医学的理论根基是象思维。观象论病，以证统病，整体论与还原论辩证统一，具象与逻辑概念互辅互动。重视原象太虚，面对浩瀚的宇宙，放开去思故，实在去工作，一定会有收获。

中医药学是一门“人学”，就像当前西医强调“人文和科学知识是医生一双翅膀”一样，素来“以人为本”的中医药学一直践行着“生物—心理—社会”的新型医学模式。因此，追求“真、善、美”以及“天人合一”的崇高境界，是青年中医人务必存于心底的梦想。为此，我推荐大家去读一读《千字文》。

我已经 82 岁了，我唯一的愿望就是把年轻人带出来，只要生命的烛光还在燃烧、能够照亮我脚下的路，我不论如何也要在培养新人的路上继续向前。

中国工程院院士　王永炎

己亥白露

四、重始源，重人文，中医学人看待文化——给在读同学们的信（一）

人老了，常回忆起往事。《中医天地》是医 83 年级王海同学倡议建刊的，他是首任的主编，届时我是在任校长。听说刊物延续至今，我很高兴，很愿意和学友们在治学和学术方面讨论和交流。

前些时候，张其成教授到访，得知我校成立了国学院，上周又逢《中华医藏》专家委员会上喜迎训诂学大家钱超尘先生参会，言及振兴国学、读懂典籍靠训诂的事情，我们就先谈些中医药学人如何看待文化这个题目。

进入 21 世纪提出回归原创之思，中华民族的伟大复兴必需的条件是弘扬中华民族优秀特质的早熟早慧的未曾断裂过的传统文化。以中国人的智慧“尚一”“尚同”的哲学，倡导“和而不同”“小康大同”、一带一路共商、共建、共享，体现中国特色社会主义新时代，新征程。今年《中华人民和国中医药法》颁布实施;《中医药发展战略规划纲要》正在推进，可以说为中医药学科带来了前所未有的发展机遇，这是中医药学科发展的文化软实力的提高，为中医中药事业、产业的进步，为中医药学学科原创思维一元和合，取象运数、形神一体的深化研究，为落实中医药学原创优势整体观、治未病、辨证论治，治疗现代难治病的共识疗效的擢升创造了条件。

医学是人学，以人为本，为死由向生的和缓尽享天年，为减轻病患的苦痛恢复健康是医生的神圣职责，中医药学具有科学和人文的双重属性。在自然哲学引领下，一切以人为研究对象的学问均与医学相关，坚守优秀的特质的国学，儒家的仁德伦理，释尊的识心见性的本真，道家的无、朴、清虚的顺自然，兼取异族他国的文化养分。当今对于传统文化的回归，为中医药学科的发展拓宽了时空，中医药学人应有文化自觉，唯仁唯学，奋发图强，于年轻时认真刻苦，热爱专业，培育锤炼治学的基本功底。什么是学人打底子的功夫？其实就是“通才”教育的本底，是《三字经》《百家姓》《千字文》三部书，当然在中小学读过的语文、历史也包括在内，还需要读些哲学知识，因为中医药学学科的理论体系源于先秦哲学的“全息太极图”与“河图洛书”，是动态流转。

整体直观的阴阳五行学说，是哲理科学与人文医学整合。象、意、形相互联系的，重视人体本体论与关系本体论的联结，重视功能与形态、信息的合和，将人的健康与疾病置于天地之间消融于大自然之中去对待。其学科框架是“天道自然”一体化，“道”是自然与社会的总规律，人类要顺自然合规律性，相处世间中和庸常生活合目的性有利身心调养。概括起来中医学的学理，科学人文的整一，主体内涵的普遍关联切合当今高概念大数据时代的特征。

治学“不能不重视源头”，整个文化都有追溯源头的现象，回到“始源”和“开端”，就是护持和开发源头活水，去寻找获取新发现，与现代学术研究的路径成为一体，就是说传统具有重要的现实意义。中医学始源于《灵枢》《素问》，是晚周医药学家群体合著而不署名的作品，包括理论体系、针灸和运气学说。古代的典籍还有《难经》《神农本草》《伤寒论》《金匮要略》等，古书是有生命的，是医生们学医业医活生生的记录、梳理和总结，今人读古书，付诸诊疗实践，进而发挥创新，传承有生命的历史。同学们要认真学习，读懂古书，了解历史，了解贤哲前辈的精神、灵魂，更重要的是思维和学风的训练。介绍大家读一本中国社会科学院王树人先生的著作《回归原创之思——象思维背景下中国人的智慧》，启迪我们的原发创新性。目前的一种倾向认为，凡与考试和就业无关的书，一概斥之“无用”。其实正是这些无专才所需的书，对于生活的领悟，对于大自然的敬畏，对于幸福与苦难的体会，恰是我们处于人世间的助力，是独立思考、自由聚力与精确表达的训练。有可能读过这些所谓“无用”之书却决定了一辈子人生道路的命运。

中国工程院院士 王永炎

五、关于学科方向的变革与创新——给在读同学们的信（二）

直面中华民族传统文化的复兴，我和学长们虽已垂垂老矣，但在中国日渐崛起的时刻，尚应鞭策自我，以老骥伏枥的精神，在学科建设方向和同学们做些沟通交流，这是一种责任。

随着“以人为本”健康理念的普及，中医药学的学科方向必须变革，以适应大环境的变迁，服务大卫生的需求，这是当代中医学人的历史责任。学科方向在中国哲学引领下实施医学健康行动。将人放在天地之间来对待健康与疾病。科学与人文互补互动，象、意、形融通，精气神一体，弘扬原创思维与原创优势，重在治疗临床优势病种，以整体观、辨证论治为主体的诊疗体系框架的完善，获得共识性循证与叙事医学的疗效，基础理论概念的诠释与宏观深化研究，治未病理念与方法的普及推广，研究思路从“还原分析”朝向“系统化研究”的转变，探索分子生物学多组学网络与合成生物学对病证方药整合的科研设计与机理研究。强化建设规范的中医中药行业，国内、国际通行的标准，不断提升中医药学的国际学术的影响力

恰逢去冬今春乙型流感疫情发生，重症在婴幼儿童，高热不退，咳嗽咽喉痛，依据明清温病学派卫气营血辨证，肺胃蕴热而感受疫毒，呈寒包火的病毒性乙型流感。西医强调打疫苗预防，可预防甲型流感的疫苗对乙型流感可否预防是一个问题。西医多主张早用达菲治疗，疗效尚待观察。最值得关注的是并发症，若继发病毒性肺炎预后尚好，若并发病毒性心肌炎，则有可能留下心肌病的患儿。中医药的治疗外寒内热当表里双解，由卫分转卫气同病严防入营毒损心络，论治防范气营两番之重症的发生。回首2009年甲型H1N1流感肆虐，中医专家依照麻杏石甘汤与银翘散加减设计的金花清感方，运用标准汤剂的循证医学的疗效观察报告在美国《内科年鉴》上发表，世界卫生组织推荐中医药防治人禽甲型流感的经验，其预防与治愈普通型的共识疗效是国民所需，并提高了国际学术影响力。

对于中医药学学科属性必须有清楚的认识。一是以大科学为指导，充分开放多学科参与中医学术研究；二是重视基础理论研究，回归原创之思，整

理哲学原理对中医的引领与指导。中医学理论不是唯唯物的，而是以唯象为主体的，非线性不确定性的，应强调人类本体学的实体本体论与关系本体论的整合，注重能量与信息的时空转换，以谋求在复杂科学领域里开展中医中药科学问题与方法学的研究，既有唯物史观又有唯心史观的观察，显然中医学的现象理论与后现代大科学的宇宙观相吻合。

社会已进入到高概念大数据的后现代化。高概念首先体现在科学技术与人文哲学的互补互动，取向是人类追求真善美；二是要研究提高系统的相关性，要敢于突破原有学科的边界，提倡交叉整合；三是对他国异族文化中的科学概念进行诠释、吸纳与推广。大数据是针对复杂系统，多学科多元化研究的海量数据，包括非线性、不确定性数据的整合集成技术。可见高概念大数据技术为中医药学学科理论框架与临床实践指南的更新完善创造了良好的机遇。回忆20世纪医学发展的轨迹，是与主客二元论与还原论为中心展开的纯生物学理论与技术的研究，代价是人文医学的失落，忽略了人作为主体的苦痛的感受与心理，强调了理化生物学指标作为诊疗判断疾病的标准，看似医学进步了，而医患之间隔离疏远导致医患矛盾频发，再加上价值观的变异，医患成了卖方买方，有了利益冲突，失去了仁爱道德伦理。进入后现代“以人为本”的医学价值观将引导科学与人文的整合，整体论与还原论的整合，象思维与概念思维的整合，系统性研究与描述性研究的整合，循证医学与叙事医学的整合。朝向西学东渐和东学西渐汇通，东学西学互参，中医西医克服偏见，秉持“和而不同”“尚一”的中华传统，容纳兼收并蓄，为实现我国的统一的新医药学派创造条件。

中国工程院院士 王永炎

六、中医学人需要宽容的学术环境——北京中医药大学毕业生的感悟（一）

人活着，记录着，我的路就在脚下还继续向前走。我是主动自愿来学中医的，一生为振兴中医奋斗，后 30 年担任过国家与世卫组织的科研项目带头人，带教了百余名博士与博士后工作者，体悟着人生的欢乐幸福与苦涩惆怅。人生的意义自然应当有益于民族和国家，感恩于母校师长的培育与学长友人的助力。我这一代中医学人走过来的路很难，虽有领袖们的鼓励，亦有泥泞、坎坷带来的内心的压抑和伤痛，知识、才能、韧劲都让我步履艰辛。大病一场身心更加孱弱，由“寿则多辱”转化为“死而不亡者寿”，只要不亡的生命之火还在燃烧着就要向前走。恰逢中华民族的伟大复兴，赋予了国学国医重振回归百年不遇的机缘，让已年迈的学人期盼着真正春天的到来。我们热爱华夏民族五千年一脉相承的文明，为中医事业操碎了的心要重新振作起来，老骥伏枥，唯一要做的事情，就是为年轻的后学营造宽松的学术环境，冀望后薪续前薪，面向未来迎接中医药学由弱向强的转轨。

我学悟道法自然，道即自然，自然即道，道的运行是自由的、必然的，完全由自身的规律所决定。人与社会都有自然的本性，“守道”就能按这种本性化育自己。又秉承儒学“和而不同”，让团队的每个人都得到才能发挥的空间，营造自由和谐的氛围。民主、团结、进取的环境是发挥创造力必不可缺的。1981 年落实干部四化政策，我被提拔到领导岗位上，自身阅历告诉我独立之精神、自由之思想是何等的重要，笃力前行，营造宽松学术环境，收获的是友善和尊重，关爱与支持。

多年业务领导岗位的工作，有另一种深切的感受——总是背负着中医是弱势群体，中医学是弱势学科的包袱。20 世纪，中医是否“科学”的 5 次纷争，使中医仍难摆脱“不科学”的地位，还处于非主流医学待遇，中西并重的政策尚有缺位现象。作为中医学人，首先要有文化自觉检讨自身存在的问题，主动适应高概念大数据技术时代大卫生、大科学、大健康的需求。在东西方文化差异的前提下，国学与国医的命运备受压抑、诋毁，若加上人为的利益则冲撞、矛盾愈演愈烈，1919年的“五四运动”、1966年开始的“文化大革命”都冲击了中华民族优秀的传统文化，再加上主客二元的还原论被捧上了神坛，所谓的只有可重复、可复制才是“科学”，这个“只有”自然与建立在农耕文明上的中医气——阴阳五行学说与治未病辨证论治不能相容。中医从不排斥多学科的介入，在坚守民族传统文化的基础上善于吸纳异族他国的文化养分科技成果，我主人随地不断更新学科的内涵，朝向多元化、多学科、多层次创造性继承和创新性发展。国医国药的实践是以国学哲理为指导，“尚一”“尚同”的哲学是中医药学的根基。崇尚“仁德”“无、朴”纯素的精神。有文化自觉才有自信，有自信才能创新。当今中医学人传统文化“断代”现象明显，不要说读过《十三经注疏》的人不多，就是国学基本读物《三字经》《千字文》阅读过的年轻中医师也太少了。还有临床诊疗手段的西化现象，用西药打头阵，无论治病需要与否，一概中药加西药。对于先中后西、能中不西，需要的中西合医缺乏认知与自信。我在中央许多部委、中国工程院中国科学技术学会多次反映中医作为非主流医学不被重视，争取对中医药学科建设、事业发展、人才培育能独立自主，凡能自裁的事项单列。21世纪，历经“非典”肆虐、甲流防控，中医临床优势的突显，才赢得中医类学位授权、评奖、药典会、名词审定、自然科学基金委、新药审批、社保中药目录审修订等由中医专家主持，国家中医药管理局认定批准即可颁布实施。还有许多领域尚需争取作为执法的主体，另则政策落实不到位尚需克服与改进。在政策执行过程中，领导者意图十分重要。譬如中国科协主席，第八、第九届全国人大常委会副委员长周光召先生肯定中医理论、象思维是重要领域。周老主持“973”项目期间，顾问组审批了证候与方剂配伍研究的两个中医项目。他倡议香港求是科技基金会于2001年中国科协年会上授予了11位院士中医药科技贡献奖，可见中医药事业稳定的发展，需要有稳定的政策和执行政策的领导人。

时代发生了历史性的演变，既往时代巨变需要几个世纪几代人的奋斗，而如今只是几十年，这都是可以感受到的。中国特色社会主义在改革开放40年伟大成就的基础上进入了新时代、新征程，中医药也进入了新的历史发展阶段。中医药是中国古代科学的瑰宝，也是打开中华文明宝库的钥匙，凝聚着深邃的哲学智慧和几千年的健康养生的理念和实践经验。提出中医西医并重，传承发展中医药事业是新时代党和国家的历史使命，是增强文化自信，实现中华民族伟大复兴的大事。学习了中央政策导向，我和我的学长们欢欣鼓舞，预感中医药学光明璀璨的未来有望实现，毫无疑问，青年一代中医学人所处的新时代比我这一辈人好得多。病后参加的几次学术“论坛”，我都嘱咐年轻一代为迎接中医药事业发展春天的到来，向中医药学弱势转轨敬业努力鞠躬致敬！学长们的共识是新征程，要补好传统文化课业——象思维，体现国人的智慧，以“敬、恕、和”建设和谐开放、团结进取的学术团队，团队成员秉承中医药学自身的规律治学、执教、科研，顺自然合规律性、合目的性为人民造福祉。项目首席课题组长应以“仁德”为怀，善于包容，平等待人，虔诚自律，为团队修身，为事业出力，营造宽松的学术环境。新时代、新征程，中医药事业发展的春天即将到来，学长们、同学们、全国中医界的同道及关怀支持中医事业的各界友人，让我们共同学习、发掘华夏文明深邃的哲理，创新临床研究，发挥中医学原创思维与原创优势，为创造中华民族统一的医药学，挺立于世界之林继续努力奋斗。

中国工程院院士　王永炎

七、全科医学技能与杂学知识——北京中医药大学毕业生的感悟（二）

中医临床分科始于北宋，届时医事、药事制度日臻完善。著有《苏沈良方》的苏轼、沈括先生就不主张分科过细，认为乡间医生多几种本领更受百姓欢迎。一直流传到民国时期，乡县医生多是一专多能并无严格的分科。北京中医药大学早期请来数十位江苏县乡名医带教实习，成就了前 3 届毕业生的临床功底。王玉川老师任医疗系主任，但很惋惜的是这批中年中医后因所谓文化水平不宜在高校任教，有返乡的、有调离的，因而淡化了学生运用中医疗伤治病的临床技能的培养。尤其是襄诊过程中，他们潜移默化地把中医师仁爱谦逊的做派传授给学生。回首北京国医医馆、南昌的中医实验院培养出来的学生，都是一专多能的中医师，均可掌握中医治急症的治疗措施。至今中医医疗专业大学本科五年制还保留了学生毕业实习多科轮转的制度，然而下基层、农牧区、工矿实习少了，因此处理常见病、多发病技能差了。

1962 年，我毕业分配到温病教研室，随戈敬恒、孔光一老师赴北京地坛医院，带 60 级学生实习。每次重点查一种病，先复习病史，从症状学角度，重点了解主症、季节证候、发病特点是什么，病程如何进展，刻下症状怎么样。然后组织同学们讨论，分析病因病机，明确辨证诊断，拟定治则治法及处方用药。此期间看过的病人有急性黄疸型肝炎、猩红热、麻疹及并发肺炎、白喉、百日咳、流脑和乙脑等。我有三方面的收获：第一，见了多种传染病，认知中医的疗效。如治阳黄，无论肝胆脾胃湿热孰轻孰重，辨证清楚，方药确当，均有显效。辨治乙脑的方法后为 1974 年参加内蒙古锡林郭勒盟医疗队防治乙脑打下了一定的基础。第二，学习了组织学生病历讨论的教学方法。第三，戈、孔两位老师出身县乡名医，基层一线工作多年，有治疗副霍乱等各种传染病的经验，他们的医德与治学方法对我也多有启迪和教育。

1963 年，京西矿区带 60 级学生集中课间实习，是我独立出门诊带教学生的开始，患者多是矿工和家属，体会到基层所看到的首发首治的常见病与城市医院住院的难治病的病种差异很大。治感冒发热服1剂中药后可以退热，暴发火眼服2剂中药可愈，增加了对从事中医药临床工作的信心。然而矿工们常见的“三痛一迷糊”，即头痛（血管神经性）、胃痛（慢性胃炎）、腰腿痛（风湿性关节炎）以及眩晕（中老年高血压病居多）却是值得研究的课题。我和学生每周一次下矿井劳动，对掌子面（即干活现场）的紧张工作节奏和井下多水潮湿的环境有体会。矿区党政工团重视安全生产，注重伙食供应，但组织文化活动较少。20世纪60年代尚无电视，偶有电影和演出。矿工的职业病是硅肺，一旦确诊则无法治愈，重在预防改善工作条件。中医药对咳喘咯血等症状的缓解，尚有一定的效果，例如白及、三七、百草霜的散剂内服，止咳血、咯血等。这期间带实习，结合病例小班讲课，尤其是在书写脉案上下功夫，学习丁甘仁医案、柳选四家医案等的写法。学生们尚能肯定，有好评，能做到合格的助教。

1964年春下放安徽，先在安庆地区枞阳县安凤公社会宫大队瓦屋生产队与农民同吃同住同劳动。从水稻育种、插秧、种耕锄草、割稻打穗，直至碾米收仓，全过程都学会了，还干过起猪圈积肥等农活。立秋前把早稻收仓把晚稻插秧，所谓半个月的“双抢”是农事最忙的时间，农民丑时造饭，酉时收工，不违天时，顺其自然。古训有不务农难成名医之说，传统文化产生于农耕文明，人是自然化的，享用自然、维护自然，消融于大自然中去。

我备有药箱与大队“赤脚医生”一起为农民看病，还与公社卫生院合作。这期间，我学会了许多全科技能，包括预防医学、康复医学，深入了解治未病与辨证论治的理念，内外妇儿科疾病的诊治，做推拿气功治疗，也从事X线拍片及化验室的常规检查，公共卫生和流行病学的观察描样及双改的操作。这在以后下乡复课中是用得上、受欢迎的技能。更重要的是基层工作的医护和“赤脚医生”，他们敬业为民、质朴纯素、不污不杂的作风令我敬重，潜移默化地影响着我，从内心深处以他们为楷模，终生坚守无名无功、淡泊名利的品行。

幸运的是毕业后前3年的经历，构筑了我全科医生的基础。医学是人学，妇女、儿童、老人，不同年龄的人，他们生活的自然环境、社会环境，他们的情感心理都具有同质同构，也有异质同构的特征。对于病人的观察诊断治疗，全科医生不仅是适应性强，更为重要的是贴近内心，给予抚慰与帮助。此后在抗震救灾、防疫医疗队、支边巡诊过程中，及在乡镇卫生院社区卫生室工作中，我深刻地体会到，全科知识技能不仅仅是具有多面手的优势，更能使医生的素质得到提高。“医者仁心”，自觉地克服纵钱、纵权、哗众取宠的医风，能以坚守谦卑敬业，实实在在做事的德行，我认定全科的培育是造就专科医生的良好基础，而且一生受用。

我从事的专科是中医老年脑病学。缘起恩师董建华先生于20世纪90年代在北京协和医院办西医学习中医班时，亲历神经内科定性定位诊断清楚，届时已有CT影像检查，往往是诊断明确而治疗药物很少。董老师派我去协和进修并协作研究脑病的中医治疗，并谆谆嘱咐接受协和严格正规的训练，得以成为顺应时代需要的明医，积极探索辨治重大脑病的有效方药。现代神经病学是以神经解剖为定位诊断基础的，为此，我特地返回北京中医学院，请邱树华教授带我复习，尤其是反复观看与记录颅脑和中枢神经系统的标本，建立起立体的概念，弄明白神经纤维传导的路径，巩固了必须具备的知识，在病历讨论会上勇于发言。因神经内科治疗方法不多，常被问及中医怎么治，我简明介绍了辨证论治的证候与方药，后应黄惠芬主任邀请，在科内开了8个小时的中医讲座。联系中风病及神经系统的退变、变性、炎症等病理状态，讲解中医辨证治疗的思路，得到了很好的评价，认为讲得平直明了。

专业决定了我接触各种异质同构的老年人，有老农民、老工人、老干部、老战士、老知识分子等等。他们有共同诉求，就是解决“看病难，看病贵”的问题，对于社会价值观的变异与家庭意识的淡化十分敏感，看不惯甚而反感与无奈。诊疗中接触的文学家、哲学家、科学家们会传授给我许多知识，帮我分析许多社会医学与人文道德的学问，渐渐充实了我的杂学知识，但我称不上杂家。如此，在承担科研课题、项目过程中，邀聘过农学、工学、理学（数学、物理、化学、生物学）、哲学、社会学、经济学、教育学的教授学者，培养以中医药学体系为主体的博士后工作者。因为博士后培养是一个综合学科的小组开展研究工作，以多学科知识技能的相互交织、渗透、融通，学科交叉培养进站的博士，同时采取几位不同门类学科的师生共同学习、一起工作，能拓宽视野，有利于解决博士不博的弊端，是一种可行的方法。我曾身体力行这种方法，就老年脑健康体检，应用量表与TMR（或用 FMR）筛选，筛查老年期认识功能早期障碍以善忘为主症的人群，并以中医养生治未病的措施干预，深入社区做预防阿尔兹海默病（AD）、血管性痴呆（VD）的现场控制恶化的研究。集中医学、心理学、社会学的专家学者展开自然科学与社会科学两大门类交互融通，带领博士后做数据库建设，宏观深入与微观细粒化结合对防控方案进行探索。于概念上变革，对人生的历程进行系统性反思，尊重疾病的故事，用同理心抚慰患者优雅地老化。进入到实践美学的领域，将大自然天地人神一体化的规律叫作“真”，把人类实践主体的根本性叫作“善”。当人们的主观目的按照客观规律去实践并得到预期效果的时刻，主体“善”之目的性与客观事物“真”的规律性就交汇融合。真与善，规律性与目的性的统一就是美的根源，也是自由的力量。自然事物的形成、性能、规律都是特殊的、具体的、有限的。人类社会在长期的实践活动中与多种多样的自然事物、规律、形式打交道，逐渐把它们抽取、概括、组织起来，成为能普遍适用的性能、规律和形式，这时主体的活动就有了自由。显然，自由是一种力量，是真与善结合形成的力量，遵循人类学本体论的方向，通向美的直接领悟，即人道的、短暂的、淡薄的、来来往往的、不定的直觉，获得多方面的概念，移入思想背景时引导我们去发现科学真理，去寻求解决问题的钥匙，去阐释已有的经验。如此即可“以美立命”“以美启真”“以美储善”。回首几位博士后在站的工作，从社会学切入老年经济收入与晚年医疗费用支付困难的现状；从经济学视角探讨新药研发的效应及合理用药存在的问题；从管理学分析我国养老机制存在的种种现象，寻求可行的办法；从心理学对老年脑健康及人文关怀，落实到叙事医学的推广和基础研究的方法学：从哲学形而上学层面以负性逻辑引导老年人重生安死、清虚静泰的生命观。

我不是杂家，唯杂学知识与技能对重塑医生的伦理道德和诊疗技术的提高多有裨益。

王永炎

八、人生哲学的思考——北京中医药大学毕业生的感悟（三）

人老了，常常追忆往事。人的一生最难的事是如何认识自己。走过来的路有许多教训值得总结。思考的过程由远而近，始于懵懵懂懂，似乎模糊不清，自然在犹疑之间。随着时空的变迁，师长、学长的关怀助力，自觉自信的生命力量的强化，总体来说是愈活愈明白了，穿透薄明的晨曦，在阳光之下有必要把自我“教训”的理解分析写出点文字，留给中医后辈们参考。

晚年大病一场不能和学生一起查病房出门诊了。康复期间读哲学、美学的一些书，开始对人生的历程做反思，为了思想我们先要明了我们能够思想什么。首先要思想我们的思想，学哲学的目的是使人能够成为“仁”。儒学是社会组织的哲学，重名教、敢担当，于生活主张游方之内的入世哲学；道家是自然朝向的哲学，重易学、知常变，于生活主张游方之外的出世哲学。入世与出世既彼此对立，又互相补充，两者演绎着一种力的平衡，中国哲学，既入世又出世，以出世精神做入世的事业。民族的传统文化即唯学，积极获取知识；又唯道，提高心灵的智慧。儒道互补的反思的思想，“格物”为完成事业，“致知”为提高道德境界，我们的目的是要知道存在外界和我们本性的“理”。用敬而“致知”，何谓用敬，即敬畏谦卑；何以用敬，若不用敬可能是一智之习，而不能达到醒悟的目标，要记住我们所做的事业能展现我们的觉悟。

1981 年，党和国家实施以经济建设为中心，干部路线选拔年轻人“四化”的政策。我被提拔到领导岗位，任东直门医院副院长兼医务处主任。当时有陕北老区出身的史锐书记的关爱支持，从协和调来的梁启铎院长的教导培养，自己尊重组织、认真工作，走的是顺路也积累了一些医院管理经验。缘起当时的北京中医学院经一年半的调研找不定院长，于 1983 年 12 月我被任命为院长，仓促接任后很不适应。于昱年春天主动申请参加卫生部委托上海第一医学院的培训班，学习不足两个月又被调回主持工作。后于 1985 年 10 月带团出访美国期间被改任为第一副院长，宣布改任文件时我本人和中医司司长均在美国出差，当时还在研讨学校教学改革方案，改任一事突如其来，有幸师长们的教诲，王玉川老师告诉我“世事复杂，非一时能清楚，学会谨言慎行，必是塞翁失马”。参师任继学结伴出差京、津、沪、鄂、豫、陕检查评估“七五”攻关课题完成的情况，多次促膝相谈至半夜，讲述天大、地大、道大、人亦大，四大皆空，只要忠于自己的事业，勿论成败返回原点做学人。新任命的院长就是我教过的学生，他上任对我没有分工而弃身搁置 10 年。病中康复阶段读《中庸》，认识到事物的运行必须在恰当的地位、恰当的限度、恰当的时间，把这种恰当叫作“正”“中”，中的意义是不太过又无不及。1995 年改任相隔 10 年后的校党代会，我已做好落选的思想准备，选举结果出乎意料，竟以高票当选。党员代表充分肯定我在学会、科协、学科评议组召集人工作中对中医药学科建设与学位授权等项工作的业绩。人生在下极限，依靠师长敬待学长，坚守敬畏谦卑的学人风范，创造性继承，创新性发展，为团队修身，为事业出力，做出了一些基础建设的规范。《易传》讲“天地之大德曰生”“生生之谓易”又“一阴一阳之谓道，继之者善也，成之者性也”。中国哲学的现实主义和理想主义的对立统一，一个人可以既入世又出世。

1997 年当选中国工程院院士和中国科协常委。卫生部部长令我复职出任校长，于当年 3 月第二次任北中医的校长，似乎返回到人生的上极限。学长和友人告诫我“有权勿滥用，得意勿妄行”。虔诚慎为，不求大红，唯愿常青，还嘱咐我与党委书记友好合作，必须是“哥儿俩好”形成合力，管好科教与学科建设。有贤哲引路，友人帮助，坚持担当、纯素、无已无功、无为而治，守住有限的职权，向师生干部群众学习，任劳任怨做好本职工作。1998 年 10 月，科技部召开 17 个部委会议组织启动中药现代化项目，会上我对开发天然植物一类即化合物类组成的中药的导向提出异议，发言强调中医辨证用复方，多维评价，共识疗效是标准。提出大品种概念，即高科技含量、高知名度、高销售额的品种，并建议组织二次科研开发计划，补齐安全性缺如的指标，从根本上扭转中成药研发使用先天不足后天失养的状况。提出中药注射剂是我国原创的成果，为中医治急重症所必需。在“非典”肆虐广东、北京时期，经专家评审通过痰热清、血必净注射液，获得批准文号，于“非典”流行后期起到一定的疗效。

1998 年年底我被调任中国中医研究院，同年当选中国工程院医药卫生学部常委，亲历入选中医院士之“难为”，必须站出来讲政策，强调中医不能丢，中西医并重，我在任期间都有新院士入选。我背负着一种责任，联想读中学时对鲁迅先生的孤独、绝望、悲凉不理解，在此国学传统的优秀文化荒凉时刻，才能懂得鲁迅先生彷徨之后的呐喊，多么高尚的反抗精神。重要的是中医学人必须遵循中医药学自身的规律，做好本职工作。譬如，养生治未病讲节制饮食，每餐七分饱，饭后百步走是美国人做了实证研究、发表论文而大力提倡。全民健康运动、省市搞奔跑中国的半程马拉松我也赞成，然而推广太极拳动静结合四肢圆弧运动也更需要。糖尿病零预防已经吸收了本土化的一些措施。至于治病与康复更要体现中医原创思维原创优势，朝向能中不西、先中后西、中西结合去求索共识的治疗现代难治病的疗效，疗效是学科的生命力。

2003 年当选全国人大常委会委员，对于中医事业最重要的是立法，虽然争取国务院法制办《中华人民共和国中医药法》的立项，然而执法主体，关乎中医事业自主自裁还有争议。再者是中医古文献系统整理中华医藏的编撰工程的立项。还有传染病、职业病、食品安全法、药品管理法等执法调研与修订工作，不负中医药界领导、师长、学人的嘱托积极认真地工作，也提高了参与国事的能力。坚持“任我”的哲学思想，能做到去掉偏向之累，敢说实话，说对民族国家有参考有益处的话。当新形势、新制度产生了，任其发展顺应自然与社会，赋予每个人真正具有自由发挥、创造的能力就是“任我”。2012 年 6 月我被邀聘为国务院中央文史研究馆馆员，似乎我走到了人生另一周期的上极限，时时警惕着自己要当心，笃志慎行。2009 年甲型 H1N1 流感全球性流行，我被学长们推到了防控甲流的第一线，全国有约两亿人服用中药，综合集成研究出的北京金花清感汤剂发挥了显著的防治效果，是民之需、国之用与国际影响力的标志成果。然而被某位权威专家指责为中医像是卖膏药的，还在云南昆明给大学生做报告，称中医不在科学之列。的确 20 世纪 80 年代医学被科学主义者未列入学科目录，因为医学是人学，医学离不开经验，也离不开哲学，一切与人生命相关的学科均与医学关联。而今中医学与中药学已列入国家医学门类的一级学科目录，有教席、团队、事业、企业何以不成学？至今历经百年过程 5 次中医不科学的纷争，尚有异样发声，只能是激发中医学人自信的动力。《论语・子罕》:“逝者如斯夫，不舍昼夜。”多么深刻的感慨！非理由天启而通，由人的情感的渗透，表达了对存在的领悟和对事功生成的珍惜。我们生活工作在时间中，时间确是情感性的，其存在、顿挫、绵延、消逝均与人的情感关联在一起。若论空间，则与时代的变迁密切相关。中华民族的伟大复兴推动着中医药传统文化的发展。年轻一代中医人要比吾辈学人的环境好得多。冀望“博施于民而济众”“从心所欲而不愈矩”，将合规律性顺自然与合目的性利民生和谐统一。我的一生学医业医，处人世间做医教研，诚不敢唱导航之列，然一直负弩向前。祈求后学既往圣、开未来，转轨中医弱势学科敬业奋斗，向你们鞠躬致敬！

王永炎

九、白黑·显隐·生死的觉解——致中医高校毕业生老学长的一封信

尊敬的学长们道鉴：我们老了常常回忆往事，总结人生历程，先要思想思想。想什么？怎么想？而后做系统的反思，会带给我们愉悦和力量。哲学的思考不再是求知识，而主要是在人生境界格局的安宁至善、求真立美。倾心尽力为年青后学做点事情，希望后薪旺盛传承精华守正创新，发掘国学原理结合数字化新纪元的现实，将中西医并重的国策落到实处。

回首我辈学长们走过来的路，有老革命家亲切关怀与鼓励，几度欢欣赋予能量去奋斗，老师辈为谋生存，废止旧医案的竭力奋争的胜利居功至伟！非主流医学的待遇，许多难为之事带给我们坎坷、惆怅，唤起我们为学科建设、事业发展尽到自己的责任，构建了规范。综观我们还是幸运的一代。

人生活在物质、精神、人群社会三维结构的复杂系统中，时空总是在流转变化的过程。如何认知理解宇宙、世界、社会一切事物，顺应自然而幸福安康地度过垂暮之年，是老年不可回避的事情。举凡阴阳、动静、顺逆、白黑、显隐等既对立又关联的事物正反相抵、同步消长、互相转化的辩证统一是中国人的大成智慧，也是人类的宇宙观、价值观的重要内涵。中华科技文明的阴阳符号系统被西方历史学家称为历史周期流转变化最贴切的系统。人身三宝精、气、神，气聚成形而形立神生，形神共俱而形神兼养维护生理心理之平秘；一气化生为精，精血津液为生之资化源本根；气不可不散而散为太虚原象，大象无形为精神之象，仁德和合、无朴纯素之象，自强不息原发创生整体之象，寥廓幽玄博大的宇宙苍穹是创生的时空间，必先立乎其大以诚敬存之，大则识仁，仁心仁术礼归于仁，知常变者知足常乐，知其白而守其黑，做到显隐自如。

白与黑、显与隐的觉解对于老年已退休或居二线的人是值得关注并身体力行的事。白象征光明、进步、纯洁，白而不污；黑则幽玄、回避、忍耐，素而不杂。道学讲“知其白，守其黑，为天下式；知其荣，守其辱，为天下谷”。白与黑在同一时空的成年、壮年与老年人群是亦此亦彼的，绝非只此

非彼或非此即彼的。正负逻辑是顺逆互动的关系。认识“守其黑”并不容易，尤其在困境中以敬代静，守静笃护正气，谦卑处世，守住“玄生神”而“道生智”，正纲明道，检讨一生的经验教训而启迪后学，也不愧往来一生一世。显与隐也是同步存在的，儒家“游方之内”担当社会责任，道学“游方之外”顺自然无朴纯素，儒道互补既有入世出世的对立又演绎着一种力量的平衡，以出世的精神无私无已无功做入世的事业。显者崇仁德、尚和合、敢担当、负责任是社会组织主流意识；是主动的正方法正逻辑。隐者为维护自身品德、意志处于孱弱逆势状态的退避、隐居、蓄力而为启动的负方法负逻辑，中华传统文化对负方法很重视，道学尤其如此，它的起点和终点都是混沌的全体，老庄之学讲“道可道非常道”，没有正面说“道”是什么，却只说了它不是什么，但知道了它不是什么就明白了它是什么。正方法与负方法是相辅相成的，事物始于正方法而蕴有清晰的实质的思想，终于负方法不停顿的反思总结教训以臻系统完善。当今以历史范畴看负方法是中国哲学对世界的贡献，人类觉解显隐自如止于至善，动静有序，先识其大后识其仁，礼归于仁、正中和合则事功可成。

觉解人之生死，当以生的意义为开端。人生明道正纲德行为常，明道正纲必以天地阴阳纲纪的宇宙观、世界观、人生观为主导。对于中医学人以天心仁心仁术，无朴纯素维护生命健康为“任我”，服务民生为德行。人至垂暮之年如何对待疾病的苦痛，又如何认识死亡的降临是必须面对而不可回避的事。人生全程融汇在大自然中，让自然真正成为自然，自然的人化草木鱼鸟生长化收藏，而人类生老病死是自然法则，是不可逾越的规律，也是超越疾病痛苦的动力。人老了脏气虚衰、残蚀退化难以避免，期待长寿于时间中多做有益社会民生具有时间性价值的事。对于多数老年患者接受忍耐病痛和企盼磨难离身急需医生的慰藉帮助，作为医生归属感同理心，感同身受病痛是社会责任的义务，应该尽心竭力宏其道扬其术，挽救危难的生命，为构筑医患道德共同体做到医德医风的行为示范。

今逢盛世，中华民族传统文化的复兴，被淡化的国学的回归，中医药学是国之瑰宝，蕴有深邃的哲理，是打开中华科技文明的钥匙，是吾辈学人必须以敬业认真地思考给予清晰明确的回答。回首武汉大疫荼毒战斗在一线的医生护士们勇敢拼搏的精神，尤其是殉职的先烈，舍生忘死留下悲壮的英魂，这是和平时代伟大的抗疫精神，爱国主义集体主义的精神。缅怀英烈鼓舞斗志唤起我们学仰古今贤哲于时间中付出的伟绩和信念，冀望老骥伏枥多做些传薪功夫，留给后辈具有时间性的价值的纪念吧！

　　此致

敬礼！

北中医五六级学生　王永炎庚子　孟冬时年八十二岁

十、晨光——中医师们的向往

中西医并重国策的提出，直面中医药学人带来一缕晨光，转瞬间春天的太阳即将升空光照中华大地。人类医学门类有农耕文明背景下的中医药与民族医药，也有工业文明背景下的西医药，无分中医西医都是维护生命疗伤治病的利器，应当优势互补服务民生。中华人民共和国成立后中医药事业产业学科逐步健全发展，有党和国家领导的关怀支持，然而体制机制所致“中焦瘀阻”，我这一辈中医药学人于职称、学位、医疗服务，中成新药审评审批，国家重大科研计划等都曾遇到“难为”之事。回首中医管理往事于1986年成立国家中医管理局，翌年改建为国家中医药管理局，历时30年由于执法主体欠缺而驻足不前。一辈学人在中医存废论争的余波中，心身压抑的克难向前，真的渴望中医药法、中西医并重国策逐步落到实处，能够摆脱“非主流医学”的羁绊，获得思想解放，中医学人愈向农村与基层求助情绪愈强。让我们紧随着中华民族的伟大复兴，回归重振国学深邃的哲理，中医药学向思能旨弘扬原创思维原创优势，面向未来、面向社会、面向世界，胸怀仁德兼容开放，善于吸纳古今中外一切优秀的科技文明为人类的生命、美育、身体健康助力服务。大成智慧、海纳百川，和合共进，互补互动去迎接大科学、大卫生、高概念、数字化新纪元，力争构建新中国、新时代具有独特创新的医学体系。

数字化新纪元的到来，信息守恒定律的提出，信息与智能两化融合，直面牛顿为代表的数理科学实验，理性至上科学主义的挑战；大科学、大数据、高概念引领着巨大工程技术的创新；激活数据学处理海量非线性数据用于发掘古今数以千计的中医名家医案；“墨子号”卫星升空证明了单光量子不可分割，量子态无须重复，动摇了“只有”可复制、可重复才科学的认知概念。还有黑洞假说的修订等都为中医药学基础理论与临床实践研究拓宽了时空，同时对“观其脉症，知犯何逆，随证治之”辨证论治总则的所谓黑箱打开了一扇窗，充分证实了仲师“一言而为天下法，匹夫能为百世师”的赞誉。再看西方哲学家科技界对中国古贤哲老子、孔子、孟轲、庄周之学多有深入的研究并提出新见解，海德格尔的天地人神一体，胡塞尔的现象学与现象学运动等都在批判人类中心论的理性至上的哲学，探索中国人道通为一、天人合一、物我合一，道即是无、无中生有、有生万物、中节中和，崇尚仁德，和而不同、生生不息、守静守黑、韬光养晦的正负逻辑并用，矫正克服科技失控，维护社会安全，朝向人类道德共同体而面向光明、和平、觉醒迈步。

回首中华大地贫穷落后的百余年，西学东渐给我们带来了西方的科技文明、学术理念，还有改变国家民族命运的马克思主义。我们赞同举起科学民主的旗帜，发展生产力带给国民物质生活与精神生活的提高。我们反对数典忘祖原象思维的被悬置，缺少了传统科技文明的学术创新，失去了国学原理对天地宇宙、自然社会、生命美育向思能旨的反思，淡漠了阴阳、动静、刚柔、顺逆等关联对立、同步消长、整体动态、辩证统一的中国人的大成智慧，优秀的国学被淡化了，随之而来的是国医国药是旧医、封建的产物，认为应该被取缔，导致近半个世纪有多次不同策略的存废之争。吾辈中医中药学人永远铭记师长们尽心竭力为中医药事业谋求生存发展做出的艰苦卓绝的伟绩，感怀前辈为谋发展、攻坚克难、培育后学、延续岐黄道术的求真至善精神。中华人民共和国成立后的七十年在党和国家领导的关怀支持下，经过中医中药三代学人的奋斗，百姓的拥戴，科技文明的进化，中医药学学科事业、产业逐步纳入规范的社会治理体系。当今中医药立法推动着医、产、学、研、资的进步，为民族复兴，为民众造福。中医药学是全球唯一全面系统传承的医药学，以人为本、重生命美育、治未病与辨证论治体现了以言明象，取象比类，象以筑境，境以扬神，形神兼养的科学与人文双层属性的和谐医学，也是关注人际关系间性论的仁学哲理。数字化新纪元的到来将带来中医药向多元化多学科整合医药学发展，企望能走出一条守正自主的新路。

自然生命的存在是生命能量即生命力的存在，人生需要具有感性、理性和悟性，符合生命的本性，能激发、保持、强化生命力，使有限的生命具有无限的生命力，实际上这是对生命真和善的哲学思考。中医药学重视在感知、理解、诠释、论理的基础上，思想寻求原象创新的思想方法，对生命与健康生理与病理，生理与心理做向思深化发掘的全面系统动态的反思，这种深思与纯思体现混沌全体生生不息与隐匿幽玄恍兮惚兮的特点，朝向人生命里向上、向内、向前生发的目标，这就是悟性。古往今来的贤哲崇仁德和合，循无朴纯素，守静守黑而净心明性，虽有顿悟与渐悟的区别，然而展现国人国学的求真储善以美立命。精、气、神被称为人身三宝，气为生命之首，气禀天之清阳，气之氤氲化生真元厚重供养人之事物，气立气机出入升降为常态是维护生存的根基。形立神生，形神共俱而形神兼养，又一气化生精，精蓄真灵，勇气、神气、聪明智慧显示生命力的存在。人生活在自然社会中，自然万象与社会属性赋予生命责任感与价值观，其相互连接与显示生命美与生命力。

晚近中国学术界逐步深入地认识到以历史范畴看待科技文明的进化历程，重始源、重基础研讨中国人的哲学、思维范式面向数字化新纪元守正创新的重要性。近读上海社会科学院一代学者十年的哲学研究代表作合著的《求道》一书，对于中国哲学的开端何在？基本范畴有哪些？提出了中国哲学体系吸纳古今中外文明成就，克服依赖西方单一模仿的固化形式，认真反思学术思想原创能力的匮乏，急需强化对社会与自然各学科门类的指导。联系中医药学科的理论基础，笔者于 2016 年《科学中国人》杂志第 4 期提出：“天人合一整体观与辨证论治是原创优势；象与意象思维是原创思维必须溯本求源古为今用。”又《中国中西医结合杂志》同年第 8 期指出“真正领会象、境、意、神象思维的途径、通道”。验之以临床诊疗这是象思维悟性表达，体现了动态整体关系本体的关联性是缺陷的。中医药学从象、观象、象思维认知生命疾病健康，以人为本是主体本体，以气——阴阳五行学说为关系本体，属于中国人哲学的间性论。始源于易学，中原黄河文明河图洛书，《周易》是中国传统文化的源头活水，也是中国人间性论哲学的开端。天人合一、物我合一、知行合一，总以道通为一作为古今学人追求理想的境界。基本范畴如阴阳、太极、道术、有无、中庸、顺逆等。中国古代哲学认知的范畴与古希腊及西方哲学家们的存在、实体、本质、真理、上帝等范畴有着极大的区别。几个世纪以来，西方知识界认为中国没有哲学，没有哲学大家、大师，或者说中国人的思想是幼稚的、史前期的，根本谈不上哲学。今天科技文明重始源，从比较哲学角度看这种挑战是对中国哲学的误解歪曲，中华民族早期就有不同于西方的本土哲学，完全不归属或不附属于西方（实体 / 存在）或（本体 / 是）的形而上学门下，因为他们所描述对象的差异是不同的。我们可以读到西方哲人海德格尔、胡塞尔等学者研读老、孔、孟、庄先贤与后世心理学、新儒学的现象学与现象运动的论著。我们相信学术研究要以我为主，兼容并蓄，善于吸纳古今中外一切科技文明成果。中国哲学将间和间性预设作为世界万物生成运行的基础开端来思考，从初始的一刻起，一种不同于西方实体轮的间性论思想，就已经在中国萌芽升发，成为名家共同探讨争鸣的基本主题，并由此创立了自己独特的范畴与概念，以及贴切实用的符号系统。国学指导下的国医国药更重视悟性，悟性思维缘于宏富的经验，包括临床诊断治疗病案的积淀、人生活的阅历及杂学知识，更离不开哲学思考。它是一种待开启的直觉，借助混沌全体，思索博远幽玄的大智慧，儒道合通互补，仁德中和与道通为一整合，你我两者外还有他者，已经是人的他者去消解人类中心论的理性至上，学习现象学开拓认知世事的新视野，开启自由深思智慧，将归纳综合与还原分析的方法学汇通，恪守本真本然、显隐自若、生生不息的新路径，挽救被漠视与淡薄的原创功能的危机，寻踪深邃的哲理推动人文与科技的进步。

十一、形神兼养心身医学之美

人体“形与神俱”“形神兼养”是中医药学原创优势之一，贯通预防、治疗、康复、调摄、护理全过程，体现象、数、易、神一体的整体观的国学原理[1]，中华优秀传统文明格物致知与致知格物，维护身心健康。当今的身心医学或心身医学是生理学、心理学、生物学、社会学、教育学多学科交叉的令世界瞩目的心理生理医学，又被称为和谐医学，是构建和谐社会的重要组成部分。但是，由于人们价值观的异化，带来了漠视真实人性的状况。面对心理障碍、精神疾病的增加，倡导国学崇仁德、尚和合、重教化的形神兼养理念与医疗实践，为身心健康人的自然化，物质、精神、制度整合平衡社会的建设，创造了良好的氛围。

1. 形立神生，形与神的关联性

从历史范畴看科技文明的进化，21 世纪信息守恒定律的发现提示人类：追溯始源，解决现实问题，不忘根本，包容开放，我主人随，传承精华，守正创新[2]。精华何在？欲事立，事上炼，事功成适用于现代社会，是具有创造物质、精神和谐平衡的内驱力，并是能落到实处的哲理与经验。何谓守正？政者正也，正者中和，和而不同，天理明心，守住民本邦宁，民族和睦，和平共享。儒家贤哲孔孟荀子思想，倡导崇仁德、尚和合、重人伦、讲诚信，是社会主流意识的入世哲学；道学老子庄周主张顺应自然、无朴纯素，大道之行，无为而治又无不为。如西汉文景之治予民休养生息六七十年，唐代开元盛世贞观之治国泰民安近百年历程，可知 70 ～ 100 年是强国的重要节点，也是中医药学事业回归振兴的重要拐点。

天地人一体，精气神贯通，气禀清浊，气聚成形，形立神生。一阴一阳合二五精成母体做胎，胎盘靠母体卵黄素供给营养而生肠胃，大约 9 周胎盘有血循环与母体血循环连接，妊娠 20 周后才生脑髓渐成脑回。可见，用气的聚散解释特定事物的生灭，“形立”则脏腑器官气机生化，进而“神生”即大脑，神即心灵、情志、理念、意志。气不能不聚为万物，万物不能不散为太虚。万物合一是“仁”的主要特征，学者须先识仁，宋代程颢《识仁》篇:“仁者浑然与物同体，义礼智信皆仁也。”“天地之间有理有气，理也者，形而上之道也，生物之本也；气也者，形而下之器也，生物之具也。”理与气和，便有知觉，形、器具体，而理与神抽象；为何气聚就人体而言有各脏腑系统的差异，又为何生灵万物有稼禾草木花鸟鱼虫的不同？缘于基源种质的质料不同及时空先后程序的差别。太和所谓“道”是气的总名，具有浮沉升降、动静相感之性，是生氤氲、相荡、胜复、屈伸等程式。气聚离明得施而有形；不聚，离明不得施而无形，方其散也，安得遽谓之“无”？要知太虚即气[3]，寥廓幽暗博大的宇宙苍穹的原发创生的时空间，通天的大脑。人道顺天道，“常德不离”既“澄明”又“祛蔽”，所谓离明得施，还蕴含着人自身守护得以“存在”的根基，亦即顺道，至真以生，形神共俱。道通为一，小一无内，太极、至极、无极，似基因技术而成网络、区块；大一无外，至刚至伟遂成宇宙星空，无有尽头，小一蕴有大一，大一涵有小一，浑然一气，有生于无而成万物。《道德经》:“道生一，一生二，二生三，三生万物。”又《皇极经世·观物外篇》:“太极一也，不动生二，二则神也，神生数，数生象，象生器。”形神共俱不仅是具象，更重要的是原象，“大象无形”之象即精神之象，进入仁德、无朴纯素、见性明心之象；“有生于无”之“有”乃原发创生之象；自强不息，动态流转整体之象。回归原创思维需要求知、求理，而关键是求悟[4]。

气与神的主从关系，至宋明代新儒家有理学派和心学派的论争，核心是自然的规律是不是人心或宇宙的心创制的。从世界哲学史看柏拉图的实在论与康德的理念论的辩论也是形而上学理论的主题。

程颢后有陆九洲、王守仁完成的“心学”与程颐、朱熹完成的“理学”。两派对心身形神的认知存在分歧。心学承孟子养浩然之气的要领，人必须首先觉解他与万物合一的道理，然后他要做的一切，不过是将此理放在心中，真诚地、聚精会神地遵循此“理”，“心即理”，万物皆需生命，“天地大德曰生”(《易传》)，维护生命即是天地之“仁”。仁有“恻隐之心”“不忍之心”是神与形的关联，也是天地人神贯通之理[5]。若“不忍之心”被私欲蒙蔽了，必丧失形神合一之理，故天心人心当以诚敬存之。理学言“理”是永恒的，各类事物都各有其自己的理，只要是此类事物的成员，此类之理便在此类成员之中，便是此类成员之性。《朱熹语录》:“性即理也，在心唤作性，在事唤作理。”“性即理”，人性有心有情有形有神。“理”的最高概括是太极，表达理想的原型，宇宙的全体是万物之理的总和，若落实到“形与神俱”的关联性则体现人性的真实。

普遍形式之理为“天地之性”，气酝凝聚成生灵万物，此“气”则理在其中，气聚散有造作，而“理”无造作、无计度、无形迹、无情意，理不可能是事物的第一推动者。德国哲学家马克斯·舍勒所论：理性、精神不是一种可观测的力和能，理念、思维、情感、价值观存在于人类大脑，但精神在纯形式中是无力的，没有实现自身的原始动能，它需要从生命冲动中汲取实现自己的力量，只有通过精神活动刺激人体的相关器官，才能产生力、能、智慧。

目前医学门类的学科中出现的身心医学与心身医学均是生理病理与心理病理交汇整合的学科。身心反应指人体生理因素的异常引发影响心理变化的过程；心身反应则是心理因素的失常导致身体生理的变化。身心医学与心身医学是主要研究身心与心身疾病的发病机制，进而诊断防治的分支学科。相应于中华文明古贤哲倡导的“人性中有万物之理”“人心净化，心存良知”的理念，中医药学形神共俱与形神兼养的医学实践密切关联。

2. 养神需守静，以敬代静，形神兼养

举凡生命之阴阳、动静、黑白、显隐是互动关联，同步消长，正反相抵而辩证统一的。人处在精神、物质、人群三维动态流转的社会复杂系统中，以阴阳平秘、动静有序为常态[6]。现实社会呈现出阳有余而阴不足，动过分而静缺少的状况，纷扰烦躁焦虑抑郁的情绪心理障碍易致神伤在先，进而发生慢病。直面医学诊疗的实践，形神兼养，养神以守静为重点，此为中医药学传承贤哲、调制承平、维护健康的优势。

“守静”使人心净化，志向高远，护真元正气，且具无穷的生命力。静则一切向善，至善为乾坤万有根基。“心即理”而知行合一让内心光明打破生命桎梏，确定人生格局，获得人生行为智慧。“守静笃”而致良知，恳切地追求，冷静地洗伐，激悟地舍业，必须通过践履，欲事立，事上炼，事功成落到实处，欲立人而立，塑造人生“气象”，增加心聚定力，达仁而义利事功。

“守静”以敬代静而形神兼养，涵养须用敬，“进学在致知”，识得万物合一之“理”，形与神俱，形神兼养，以诚敬存之，敬代静者，“敬”为关键。《庄子·应帝王》:“至人之用心若镜，不将不迎，应而不藏，故能胜物而不伤。”天心人心，心像一面镜子，折射之象，能照出任何征象、表象。竹林七贤之王弼提出:“至人有情而无累。”心普万物而无心，圣人之常，以其情顺万物而无情，故君子之学，莫若廓然大公，物来顺应。宋代周敦颐先生明确称“主静”就是无欲状态，勿自私、勿用智，无欲则“静虚动直”，静虚则明，明则通，动直则公，公则博，明通公博乃人自然化、和而不同终极理想之要旨[6]。同时指出:“太极本无极也，万物生生而变化无穷焉，形即生矣，神发知也。”定心定力以正中仁义而主静，唯人也得其秀而心灵美。明代陆象山先生诠释修养须用敬，敬是什么？答曰:“必须先立乎其大者。”大者为宇宙观，寥廓大公又幽深博大，大则识仁，礼归于仁，义德五常是天行健生生不息的力量；大则顺自然，无朴纯素，知常变，知其白而守其黑，既澄明又祛蔽，显隐自如，守静以敬存之[7]。目前人们拥挤在高节奏、充满诱惑的生活中，人心浮动难有片刻安宁，欲望在吞噬理想，多变在动摇信念，心灵、精神、信仰被物化、被抛弃，精神懈怠，消极腐败危险的严峻性增加。何以应对？必当以敬代静，形神兼养，“万事万物之理，不外乎吾心”。处世事以真诚为本，待人以宽厚为怀，大道之行，天下为公，胸有定数，心有定力，养吾浩然之气。宇宙观，上下四方为宇，古往今来曰宙，宇宙便是吾心，广阔的原发创生的时空间，任其本真之我明明德而致良知，信仰人类的宿慧去创造美的世界。

3. 形神兼养与实践美学

中华传统文明对儒、释、道的精神修养方法给予高度重视，渗贯到中医药学的医疗保健的范畴。目前，“中华医藏”的文史编撰整理工程中，大约2000种书籍中养生学文献有70多种。传承精华针对现实社会各种特定的人群，不同性别年龄、不同职场、不同环境选取适用的身心形神兼养的方法，维护生理心理健康。守静的理念各家各派虽有差别，实用方法亦有多种，然而，适应现实、对人们的生存进化具有积极的意义且十分重要。形神兼养的方法多种多样，具有共性的养神道术，常有3项特征需要把握：一是坐忘入静，忘掉一切，让心灵瞬间休息；二是吐纳调适呼吸，两耳只闻呼吸之声；三是或坐或卧或立，全身放松，一定要舒适。选择各派气功方案中可行者学习实践。

在闭关锁国又西学东渐的二三百年里，许多学者习惯于科技追赶西方，淡化了对国学哲理的体认，忽略了中国人对世界科技文明的伟大创造。然而外国人李约瑟，不懂中文，尽其毕生精力研究中国古代科学相关文献、典故等资料，撰著《中国科学技术史》《文明的滴定》，明确提出中国古代科学技术体系及相关理论。当今应以历史范畴回归象思维，弘扬形立神生、形神兼养的理念、实践；精、气、神一体，象、数、意融通，气禀与气化整合，传承中国格致学精粹。

《格致学》格物致知与致知格物是研究正事良知的智慧学。“格物”格者正也，物者事也，格物即正事，致良知则需通过处理各种各样普通事物的实践经验。王守仁《心学传习录》指出：“心之所发便是意，意之所在便是物，如意在事亲即事亲便是一物。”事有是非，是非确定良知则明，致知则应当认真去做事物，若良知能知某物为“非”必须拒绝去做它，如此为正事。良知是本心的表现，通过良知判断事物的是非，把握人生仁德贤良的潜能，将致良知付诸实践，致知是神识的中心观念。诚意就是正事，医者意也、易也、理也，致知在格物“理”中，意诚则心正，正心无非是诚意，除了正事则无致良知之法。理学派朱熹语录指出，“格物”目的在于“致”，我们对永恒的“理”的“知”。说“格物”不言“穷理”，“格物”就形而下之器上，便寻那形而上之道，要知道抽象的理，必须通过具体事物表现。目的是要知道存在外界和我们本性的理。理知为气禀所致而遮蔽的性越多，对事物也能看得越清楚。

格致学是国学原理的载体之一，论形神共俱、形神兼养贯通于中医药学治未病辨证论治的全过程。理学、心学两派以物我合一将形神关联为生灵万物之魂魄；西方哲学无论柏拉图的实在论还是康德的永恒论，对精气神一体、形神相辅守护生命的认知都是一致的。中医大家刘完素主火论，李东垣气自虚，张子和《儒门事亲》，朱丹溪著《格致余论》立阳常有余、阴常不足、君相互感、阳亢火盛之论，均倡导守静节养，皆堪称正事良知之规范。医学是人学，离不开经验，经验是格物事成，将“事上炼”落到实处，经验又是致知提高医者心灵智慧的渊薮，经验也是实践美学的成果。美与美感的根源在于内在自然的人化，人在生产生活实践中获得理解功能、想象智力等心理要素的确认，古贤哲六艺圆融（礼、乐、射、御、书、数）的经验是“技”近乎“道”，道生智展示形神的一体，合目的性与合规律性的统一。综观生灵万物与我并生，象以筑境，境以扬神，形神兼养，法象天地时空，天纲明道，始于混沌又复归混沌，道通为一，无朴纯素。万物生长化收藏而人类生长壮老已，乃为人的自然化之美[8]；“敦人伦、助教化”“讲仁德，尚和合”，展现身心健康人性之美。

参考文献：

［1］王永炎，黄璐琦，张华敏，等. 从《素问·天元纪大论》篇谈对象、气、神的认知［J］. 中医杂志，2020，61（1）：2–5.

［2］黎元元，雷燕，王永炎. 新时代中医药学科技文明的研究方向［J］. 中国中西医结合杂志，2020，40（9）：1125–1128.

［3］王永炎，张华敏. 气的诠解［J］. 中医杂志，2017，58（10）：811–813.

［4］范逸品，张志斌，王永炎. 中国传统哲学之心象理论在中医学的应用（二）：心象与中医理论发生学［J］. 北京中医药大学学报，2015，38（1）：5–7，21.

［5］范逸品，杨秋莉，王永炎. 儒家“仁学”思想对于当代人心理调适的价值［J］. 现代中医临床，2017，24（2）：4–7.

［6］王永炎，张华敏. 象思维视角诠释天道时空与人道顺天道［J］. 中国中医药信息杂志，2017，24（8）：1–3.

［7］王永炎，张华敏. 诠释“恬淡虚无”及其哲学基础［J］. 中国中医基础医学杂志，2018，24（2）：141–142.

［8］纪鑫毓，张华敏，王永炎. 浅谈河图洛书对中医认识气的启发［J］. 中华中医药杂志，2020，35（5）：2418–2420.

王永炎，王昊，王子旭

十二、复读儒学净心明道，树立优良医风

“礼”“乐”溯源远古图腾歌舞，于殷商鼎革时期“周公制礼作乐”，总结传承完善系统化形成了“礼”“乐”制度，儒家推崇周文王主，后世则以周、孔并称，周公是“礼乐”的主要制定者，孔子是“礼乐”的坚决拥护者，无疑“礼乐”与中华美学相关联。礼归于仁，最高价值是尚仁据道的生活，“礼”培育出人性，是人性的根基，人们在礼中自觉地脱离动物界。《论语》讲“立于礼”，人的行为、动作、言语、表情、服饰等一系列感性秩序的要求，只有在“习礼”培育训练中才能知礼成“仁”，这就是从历史范畴认知国学儒家之美的社会性。《礼记·中庸》说“喜怒哀乐之未发，谓之中，发而皆中节，谓之和”，将人的情感心理的“发而皆中节”提到超乎“礼”的一般解释的哲学高度，突出人的内在本性和个人修养，是人性心理大道的发掘，依赖于人内在的“智、仁、勇”三达德主观意识的存在。近代梁漱溟说：“人类远高于动物者，不徒在其长于理智，更在其富于情感，情感动于衷而形著于外，斯则礼乐仪文之所从出，而为其内容本质者。儒家极重礼乐仪文，盖谓其能从外而内，以诱发涵养乎情感也，必情感敦厚深醇，有发抒，有节蓄，喜怒哀乐不失中和，而后人生意味绵永，为自然稳定。”[1] 荀子《乐论》中说“乐者，天地之和也；礼者，天地之序也。和，故万物皆化；序，故群物皆别”“乐极和，礼极顺，内和而外顺”“乐也者，情之不可变者也，礼也者，理之不可易者也”“致乐以治心，治礼以治躬”等等，非常明确地告诉我们“乐”只有直接诉诸人内在的“心”“情”，才能与“礼”相辅相成。而“乐”的特征在于“和”，即“乐从和”，因为“乐”与“礼”在基本目的上是一致的，都在维护、巩固人群社会既定秩序的和谐稳定，儒学构建了人类尚和合内在自然化的美学基础。

论中华医药学以天人合一，和而不同，以平为期，体现“乐从和”之美感，人体身心、宇宙生灵万物相互感应和谐生存，“物我合一”“知行合一”“形神合一”都是通过个体心理情感官能认知感受的“和”来实现的。“乐从和”，“和”是多元多样的统一，相杂与相济，相同与相异，既对立又

关联，整个世界自然与社会，人的情感心理就是多样的矛盾统一体。人要以平其心，心平德和为至善之美。先知其“大”后识其仁，以大象无形，太虚寥廓，肇基化源之原象思维，平秘天地阴阳，自我调节、沟通、协同、均衡，这就是“平”，就是“和”，中正和合，“和”则求真立意明理为美。

孔门仁学唤起人性的自觉。《论语》一书记载孔子讲“仁”达百余次，每次讲法都不尽相同，学者体识孔门论“仁”本身就是审美的，它具有非概念所能确定的多义性和不可穷尽性，极富深意地体现孔子的人生最高境界将是“审美”。中华农耕文明重血缘，讲孝悌，“君子笃于亲，则民兴于仁”。不诉诸神而诉诸人，不诉诸外在契约而诉诸内在情感，即把“仁”的最后根基归结为以亲子之爱为核心的人类学心理情感，把这种人性情感本身当作纯朴的实在的人道的本性，这正是儒家的人性论的始源，数千年灿烂着华夏文明人道主义之光。

论“礼”“乐”二者，“乐”比“礼”与人的情感心理“仁”的关系更为直接和亲切。《乐记》所言“仁近乎乐”“义近乎礼”，“乐”可从陶冶、塑造、培育人的内在情感来维护人伦政教，追求仁者爱人，“泛爱众”“老者安之，朋友信之，少者怀之”的理想。《乐记》云：“君子乐得其道，小人乐得其欲，以道制欲则乐而不乱，以欲忘道，则惑而不乐。是故君子反情以和其志，广乐以成其教。”业医者，服务于人学，疗伤治病战疫救灾，以“仁”“礼”“乐”为本，以道制欲，以和泛众爱，恪守唯仁唯学，强化医德医风，培养医患道德共同体。美与丑是对立又关联的，全世界以经济为主题的社会背景难以避免物役的陷阱，人们价值观的异化呈现出放纵的情欲、行为、动作，各种贪婪、残忍、凶暴、险毒的心思、情绪、观念，各种野蛮、狡狠、欺诈、淫荡、邪恶丑陋的罪孽与情操，华夏文明作为批判的对象将其排斥在外，告诫人们保持严格的节制，重在教化促进人性从恶向善转变，维持数千年之久的理念必将常存。对照中医药学人的大医精诚之美，术业之精，以仁德诚敬服务万民，嘉惠医林必当代代传承。倡导格物正事明医明道，以义利事功而致良知。“道”是意向，“德”是力量，“仁”是归依游于艺者，将技艺与道德二者从合规律性与合目的性相统一。医者以诚敬铸就灵魂，提高大德常德境界，净心明道的智慧传承创新。

美学是哲学的分支学科，美学研究的对象是审美活动，人类获得美感是审美主体对客观现实美的主观感受，总体看美学是感性学，学科内涵维护人类心理精神健康纯化人性心灵智慧。马克思主义美学提出“自然的人化”是美的本质。华夏文明古贤哲多以真善美立论，其真以格物正事描述现实的存在；其善表达意志、道德、制度、人文科学；其美感受语言文字行为一切技术、艺术、医术等表达的情感、心理、精神世界的特质范式，从认知论、伦理学到美学，将永远随着时代而更新，人的永恒存在将使人的思想与系统反思的思想哲学永恒存在，也会使美的哲学永恒存在。哲学美学是研究人的命运的，从而具有永恒的魅力。

《论语·子罕》言“逝者如斯夫，不舍昼夜”，多么深沉的赞叹！这不是通由理智，不是通由天启，而是通由人的情感的渗透[2]，表达了对生的执着，死的自觉，对存在的领悟和对生成的大美的感受。启迪人们“死而不亡者寿”，在尚且不亡的时间中去做未竟的事业。时间不再是主观理智的概念，也不是客观事物的性质，时间在这里是情感性的，只有记忆历史，明白现状，期待未来，不舍昼夜集于一身的情感的时间，才是活生生的人的生命。

孟子最早树立起中华文明审美范畴中的崇高、阳刚之美。“我善养吾浩然之气”，它成为生命力量之大德、天德，是能直接与宇宙苍穹相交通，与天地合一，与物我合一的太虚原象的创生性，将个体人格的道德自身作为内在理性的凝聚，形立神生，人之一气化生精，精、气、神一体融合互动，显现出强大的生命的力与能，这就是浩然之“气”最重要的特征。人格之美有“善”“信”可为可欲有诸己，人们在行动中以自己本性所固有的仁义原则为指导，决不背离它。“美”是充实，“大”同美相连，“大”是充实而有光辉的壮观之美。大美与神圣连接，“圣”是大而化之，集历代科技文明之大成，做出划时代的创新，具有极重大感染化育的力量，“神”是“圣而不可知”，国学讲“道生智”“玄生神”，神不可测，玄者幽远博大，又恍惚如麻丝，玄之又玄不可感知之“神”，以历史范畴看待人类科技文明的成就，破解暗知识、暗物质，揭示“神”通于大脑，迎接人类脑科学研究计划，信息智能融合的数字化新世纪，正需要美学哲学从源头重塑、完善、充实与更新。

参考文献：

［1］梁漱溟.《儒佛异同论》// 中国文化与中国哲学［C］. 北京：东方出版社，1986：441.

［2］李泽厚. 华夏美学［M］. 北京：生活·读书·新知三联书店，1989：61.

王永炎

十三、儒道互补启示中医中药之美

晚周先秦中华文明历经百家争鸣，澄源合集流传于后世，集其精华对国家民族的繁荣进步均有重大贡献。至公元前 5 世纪后，儒家和道家逐步成为中国思想的两个主流。儒家是由文士学者及思想家构成，都是传授古代典籍的老师，创始人和领袖是孔子。稍晚些，孟子是儒家的理想主义派，既强调个人自由又重视超道德的价值。荀子是儒家的现实主义派，既强调社会控制又发挥了自然主义。历代尊称孔子为大圣先师，而孟子、荀子亦是古贤哲儒学的代表。道家的文士学者流多出于史官，历记成败、存亡、祸福古今之道，以社会哲学围绕着“无”即“道”的核心概念，集中个体作为人的自然德行，以“德”去认知理解内在生灵万物的力和能。道家以老子为名的《道德经》曾誉为中国历史上第一部哲学著作，老子是道学的创始人，先秦庄周著《庄子》，是道学集大成者，其哲学思想对古今中外都有着重要的影响。我们要注意把道学与道教加以区分。

儒家思想讲仁德，尚和合，重教化，于中华文明两千多年居于社会的主流意识，是政治、道德、文化、教育的指导思想，是入世哲学以负责任、敢担当游方与外；道家思想讲无朴纯素，崇尚自然，非常道非常名倡导无为无欲又无不为，是出世哲学，总与社会现实维持一定的距离游方于内；儒显道隐，外儒内道，举凡人群社会有儒有道，儒中有道而道中有儒，正负逻辑互补互动互用，充分协调，不但是“兼济天下”与“独善其身”顺逆流转的人生路径；直面悲歌慷慨与愤世嫉俗，身在江湖而心存魏阙会成为历代知识分子的常规情感心理[1]。人们应看到儒与道离异，儒门荀子说“性无伪则不能自美”是外在功利；道学庄子说“天地有大美而不言”，突出是自然的内化。儒道是亦此亦彼对待人的生命与健康，珍重爱惜对待人生审美的态度，充满了情感的光辉。相对于医学是人学的人文道德的求真至善，儒家的礼乐中和自然的人化与道家无朴纯素、无欲无功的人的自然化，确是既对立又补充儒道互补的国学内涵，是中医中药之美的基础。

国学讲辩名析理，名有常名、非常名，名是一切世事知理的表达，理的实现要有物质基础，各种类型的社会都是实现社会结构的各种“理”，从历史视域看社会经济是中华文明“理”的渊薮。对于“理”的认识，其“非常名”是“不知之知”，混沌道通于一就需要负方法、负逻辑，从形而上学视域看不仅是增加认知诠释的学术，更为重要的是提高心灵智慧。正的方法与负的方法并不矛盾，可以相辅相成，应当始于正的方法而终于负的方法，如果不终于负的方法，它就不能达到哲学最好的终点，但是如果它不始于正的方法，它就缺少作为哲学实质的清晰思想。我们从现实社会可以认知以经济建设为中心实施四个现代化是正方法，同时提出并实行“韬光养晦”是负方法，正负并用是尚一尚同的哲学，铸就了改革开放的成就。负方法负逻辑将可能给世界哲学有所贡献。正的方法在西方哲学中占主导地位，负的方法在道家《老子》《庄子》里，它的起点和终点都是混沌的全体，以“无”作为核心理念，它没有说“道”实际上是什么，却只说了它不是什么，但是若知道它不是什么，也就明白了一些它是什么[2]。

中医药学以象为主体本体，象、气、神一体便是道，“道”与“无”是道学的核心概念。道生一，一生二（1+2），二生三，三生万物；有生于无，生灵万物而成物质精神世界。道生一，一生二，二数神（1+1），形立神生，神生数，数生象，象生器，一方面象数由两仪始而后四六八，六十四卦，器者物也，在人体脏腑、经络、官窍等皆具象思维；一阴一阳之谓道，道生智，玄生神，神不可测为恍惚至极无极之数，神者通于天之大脑为生命之智慧，孕育原发无形之大象即精神之象，历经不可感知的幽暗博大之玄，又“玄之又玄，众妙之门”，至今日变成可思可解之暗知识、暗物质，诠释宇宙黑洞的信息守恒定律，将带来数字化世纪科技文明的突破期，睿智的思想家、科学家们思政研习《道德经》与《庄子》逐渐深化。道者衍生五行，水火木金，上下左右，中央为土，三五生成而五运终天，布化真灵，始于混沌又复归混沌，本真之我的一元论，人道顺天道。医者在明明德，致良知，守住仁心仁术，道与术和合并举。中医学有感性、理性、悟性，而悟性是体于道内的智慧，观象议病，神机气立与出入升降密切相关，有是气必有是理，认知理解病机至关重要，类比取象筑境立意，随证治之，在辨证论治的临证思辨中体现中医药学的原创优势。

儒学天人合一，以人为本的仁德乃大德、天德、公德，是生命的力量，家国情怀敬业尽责。新儒家学派提出“义利事功”，作为医生不仅仅是疗伤治病的决策者，还应成为患者的朋友，以同理心、归属感启示“泛爱众”的情感。道学倡导无朴纯素，无私欲而不污不杂，丰富了儒家仁学的内涵，儒道互补奠定了医学人文的根基。老庄之学讲“天地与我并生，万物与我为一”，让自然真正成为自然，致良知心灵美而生长壮老矣，仁者寿天命即体悟人生之道。

道学瞻定万物以阴阳之大顺，受儒显之善，应时空迁移，立俗而施事；无为又无不为其实易行，其术虚无为本，因循为用，无常形、无偏累，知生灵之情为万物主。道家文士多处于“在野”的地位，为谋思想的出路，于战乱的南北朝、五代十国时期，前有廉溪、梦溪、华溪三溪之说，继之向秀郭象的《庄子注》，后有竹林七贤丰厚之情理论说，史称“玄学大帜”，对于国学始源演化的深入研究，广涉科技文明史学、哲学、文学范畴，以及人群社会生活、文化生产技术、环境生态诸多层面，确是推动中华文明进化的一股强劲潜流，也是中国第二次百家争鸣的成就。儒道互补融汇了农耕文明的哲理与科技成果。数字化新纪元朝向物质、能量、信息守恒定律的深化研究，大科学高概念以唯物史观与唯心史观结合，以整体归纳与还原分析，辩证统一的方法学去认知、诠释“道生智”“玄生神”。混沌的“道通为一”将给人类科技文明带来划时代的新挑战与新机遇。

参考文献：

[1]李泽厚．华夏美学［M］．北京：中外文化出版公司，1989：38.

[2]冯友兰．中国哲学简史［M］．北京：生活·读书·新知三联书店，2013：294.

王永炎

十四、禅修与美育的结合

人生需要正确对待顺逆、荣辱、显隐、黑白等既对立又关联的世事，重视精神修养。每逢坎坷曲折逆势不是坏事，势必启动内心动力，尚有贤者指路，友人帮助，逆势向上向善转化；人处顺势事功成就必当诚敬谦卑，不可纵势忘形，澄明与幽玄相互流转，知其荣而守其辱、知其白而守其黑的正负逻辑自明于心，维护心理生理平衡才能适应显隐自如，自觉地以“天行健，君子以自强不息”地力和能，服务人群社会。

1. 认知理解中国佛学理念

佛学国人以释迦牟尼为释尊，儒释道三源合为国学。释尊佛学以唐玄奘天竺（今印度）取经梵文译为《大藏经》后历经七百年本土化，教义以慈悲救难，普度众生，明心见性为主体。在中国的佛教有多种宗派，而中国的佛学以禅宗最普及，禅，“禅那”是梵文（Dhyana）的译音，原意是沉思、静虑，其起源依传统说法，佛学有“教处被传”，除佛教经典教义外，还有“以心传心，不立文字”的教义。释尊传至菩提达摩于梁武帝年间（约520—526年）到中国，为中国禅宗的初祖，后分裂为神秀创北宗，慧能创南宗，禅宗成为中国佛教的主要流派之一，它是中国文化重要元素的一个部分，在哲学、宗教、文学、美学、艺术等方面有其特殊的影响。

佛学对国人影响最大者是它的宇宙的心的概念，可称为形而上学的负方法。各宗各派虽有不同，但都相信“业”的学说。“业”通常解释为行为、动作，但业的实际含义更广，不只限于外部的行动，而且包括有情物的所思所想。佛学讲有情物的宇宙的一切现象，都是它的心的表现。不论何时，他动、他说、他想这都是他的心做了点什么，这点什么一定产生它的结果。无论在多么遥远的将来，这个结果就是业的报应，业是因，报是果，一个人的存在，就是一连串的因果造成的。今生的“业”报在来生，来生的“业”报在来生的来生以至无穷，一连串的因果报应，就是“生死轮回”，它是一切有情物的痛苦的主要来源。佛学认为一切痛苦都起于个人对事物本性的根本无知。宇宙的一切事物都是“心”的表现，可无知的个人还是追求虚幻的生死轮回。这种根本无知就是“无明”，无明生贪嗔痴恋，由于对人生的贪恋，个人就陷入永恒的生死轮回，万劫不复。

人们期望将“无明”转换为觉悟，需要禅修就心灵境界达到梵语的“菩提”即觉悟，佛教一切不同宗派的修行均试图对菩提有奉献。积淀“菩提”而能避开贪恋的“业”。个人有了这样的“业”，就能从生死轮回中解脱出来，这称为梵语的“涅槃”。涅槃状态渴望达到个人与宇宙的心同一，或者说他了解和自觉到个人与宇宙的心固有的同一，这是以前他未能自觉而需要修行悟出的“理”。禅学讲“智与理冥，境与神会”，只有经验到经验者与被经验者冥合不分的人，才能真正懂得什么是不知之知，经验者舍弃了普通意义的知识，因为这种知识假定存在有知者与被知者的区别。

2. 美育、禅修并行与身心健康

近百年来，西学东渐使工业文明与农耕文明相互碰撞与连接，其中禅学与美学两个领域就心灵境界修养的讨论是最值得重视的事例。民国早期清华大学国学研究院王国维教授是西方哲学美学的先驱，他提出的境界说，不仅是表述作家的胸怀、气质、情感、性灵，也不只是作品的风味、兴趣、神韵，而重在通过情景强调了对象化、客观化审美本体世界中所显现的人生，亦即人生的境界，也正是人生寻求避开个体感性生存的痛苦。犹如钟表的摆，实往复于苦痛与厌倦之间，欲与生活与苦痛合一，使人超然于利害之外而忘物与我之关系，非复欲之我，而且知之我也。他提出的这种超利害忘我的境界，是以禅悟为基础的神韵，此审美是哲学美学上的高层级，更突显了近代的“情欲”——人生的核心内容。

著名教育家蔡元培先生希望从宗教中抽取其情感作用与情感因素，以美育替代宗教，其称“吾人精神上之作用，普遍分为三种，一曰观规律性的全面掌握和运用，完成了‘崇仁’‘据德’‘志道’的人格道德境界的培育，也是礼乐治以成性，成性是修身之要”[1]。自然的人化与人的自然化是历史范畴，既对立又关联，体现天人合德的规律性。“人的自然化”包括三个层面的内容：一是人与自然环境、生态友好和睦而相互依存，不能破坏，不去征服与过度享受自然产物；二是投身融汇到大自然中，天道自然一体；三是人通过修炼学习，如心斋导引吐纳使身心节律与自然节律相吻合，还包括通天大脑对幽玄暗知识的揭示会通，维护宇宙的“隐秩序”。自然的人化是工具本体的成果，人的自然化是心理情感本体的建立。中国古贤哲以“天人合一”“物我合一”“知行合一”“形神共俱”表达“人的自然化”与“自然的人化”的观念对人类精神修养至真至善，对走向大科学大健康数字化新纪元具有重要的参考借鉴意义。

3. 迈向后现代学科方向的梗概

进入大科学、高概念、大数据时代，迎接科技文明历史范畴的改变，中医药学学科理念需要更新学科方向。

缘于物质、能量、信息守恒定律，世界一切事物永远不会毁灭消逝，只有易化流转，让自然真正成为自然，形成新生事物富有力和能的生命。黑洞科学假说的修正，繁星吞入了黑洞，信息、质量、能量、体积、形态等等重塑、更新，以全新的辰星进入宇宙浩瀚苍穹之中。不再是天德的破坏，而是守正的原发创生，启示了人们对《道德经》“玄之又玄，众妙之门”的体认和领悟。中医学人面对信息守恒定律，破解观象议病辨证的“知犯何逆”而随证治之，是道——形而上之通天的大脑。脑主神明，一阴一阳之谓道，道生智，玄生神，神由至极无极恍惚不可测不可感知，但可思，思想，反思，正负方法，知其白守其黑为天下式，去发掘暗知识暗物质做思想，思想无形之象、创生之象，继而系统反思的思想，做幽远博大的有思想的科技文明的研究。懂得“大”者才识“仁”“明”“德”，具有求知的生命力；识其“幽”者才识“玄”“远”“神”，获得联想丰富的想象力和好奇心，守正创新的内驱力。随着信息智能两者融合数字化世纪的到来，不忘根本，兼容古今中外一切科技成就，方可构建具有中国特色的统一的医药学。

参考文献：

［1］蔡元培．美育与人生：蔡元培美学文选［M］．济南：山东文艺出版社，2020：37-38.

王永炎

十五、中医中药国学之美

我五岁于乡村私塾读《三字经》《千字文》国学启蒙之书，一生热爱国学。20 世纪，中医是否科学的论争尚未平息时，我自愿来学习中医，学医与执医 60 余年，当过医师、教师，在乡间、工矿等地当全科医生，历经 40 年于老年病学科从事诊务、教学、科研工作，培养了硕士、博士及博士后百余名。于耄耋之年大病之后改弦读中华格致学、史学、美学，尤其着力于史前期河图洛书与负阴抱阳冲气为和阴阳大论的学习，对国医国药深邃的哲思开展学术研究，虽有 10 年功夫总因心智乏匮，气力不足。尚能有体道之领悟，领悟道之难，必当明心求真，立象尽意，恪守死而不亡者寿，于“不亡”的时间中，欲事立事上炼，则明明德尽心竭力，修身齐家治学以慰“任我”之志向。

《说文解字》曰：“美，甘也，从羊从大。”[1] 从美的字面上看，羊大为美。美既是物质的感性存在，也是社会意义和内容，与人的活动和群体息息相关。美学与人的生命联系紧密，美感的获得需要从主客二分的思维模式中跳出来，才能对客观事物有美好的主观感受[2]。而中医是中国古人对生命认识的大成，具有天人合一、形神一体的整体观，其理论体系展现了物我同一、诊治过程中医者充分考虑自然环境对病情的影响，超越了主客二分的有限性。可见美学与中医学存在很多共性，都是对人生命和活动认识的大成。中国美学具有虚实合一、天人相关的宇宙观以及追求中和境界的特点[3]，以儒家美学思想为主体，儒释道三种主要思想相互补充、相互融合的有机整体[4]。同样的，中医强调顺应自然、调和阴阳，追求人体与自然界的平和。可见，中医与美学的共同性是对“人”的生命的认识，来自源远流长的国学文化。本节拟从美的角度探寻中医的文化内涵，从中医角度揭示生命与自然界美的本质。

“天人合德”是天人合一的一种体现，是传统的思维方式[5]，也是中国美学广泛而长久流行的观念[6]。在儒家来看，天是道德观念和原则的本源。《素问·宝命全形论》曰：“人以天地之气生，四时之法成。”人与天地之气相通，天地人神贯通为一体，观象运数易化冲气和合筑境扬神，彰显了原创之象思维。而象思维是引导临床治未病辨证论治的优势所在，从而达成共识疗效的医疗总目标。育人传代重在悟性养成，明心言志而寓教于乐体现儒学仁德至尚之美。

“太虚原象”，宇宙苍穹，生灵万物与我“并”生，象以筑境，议病辨证法象天地时空，天纲明道，顺应自然。“太虚”源于《庄子》,《庄子·知北游》曰:“是以不过乎昆仑，不游乎太虚。”[7]大一无外而小一无内，始于混沌又复归混沌，混沌为一，即无朴纯素，即无生有，有为万物，万物生长化收藏，而人类则是生长壮老已。故太虚乃深邃哲理的体现，抱元守一，即是遵循自然规律，体现天人合一之美。

“观其脉证，知犯何逆，随证治之”为辨证论治总则，诊治程式起承转合阴阳蕴含其中，体现内在气韵精神，构建人生格局。举凡阴阳、动静、顺逆、黑白、显隐既关联又对立，同步消长、正负相抵，辩证统一，阴阳符号系统表述历史周期转化韵律最贴切，是大成智慧之美。

诊治疾病的过程中，基于象思维的大量比喻应用，使学者传承的过程中充满了意象之美。如《素问·脉要精微论》篇对望诊的描述“赤欲如白裹朱，不欲如赭”，用“如白裹朱”代表预后良好，而“赭”代表预后不良的色泽；如切诊,《濒湖脉学》整理前人论述，对“滑脉”的描述为“往来前却，流离辗转，替替然如珠之应指，漉漉如欲脱”，用形象的文字描述代表了指下感受，让学者通过想象形成直观印象；如《灵枢·经脉》描述十二经是动所生病，其中肾经有“心惕惕如人将捕之”的比喻，活灵活现地将心悸症状患者的主观感受表达出来。再如《温病条辨·下焦》对“湿”的不同状态进行了描述“湿之为物也，在天之阳时为雨露，阴时为霜雪。在山为泉，在川为水，包含于土中者为湿”，从自然界与人体有机统一的角度，给予读者美学的直观感受。

从历史范畴看待科技文明，传统文化有精华亦有糟粕，对精华当传承。重始源当从史前期没有文字的中原黄河流域河图洛书研究、考察、诠释为开端，尤重《素问》五运六气七篇大论中鬼臾区以《太始天元册》论述作答的内容至要，堪称经典。境为象生，时随境转展开无尽头的联想，能为现代时空、人类文明的创新提供条件。此是国学深邃的哲理，中华优秀的国学之美，它不仅是过去的，应是承接过去、今天、未来的历史流程，自觉地与高概念整合，主动去链接网络、模块大数据技术是守正创新的内驱力。

“美”与“审美”源自人类的实践[8]。中医之贡献医案最著，医案系古往今来医家疗伤治病的真实记录，它承载着中医最宝贵的经验。医学是人学，永远离不开哲学，更离不开经验。经验是格物事成，将“事上炼”落到实处；经验又是致知提高医家心灵智慧的境界；经验也是实践美学的成果。美与美感的根源在于内在的自然人化，人在制造使用工具劳动中取得经验并获得理解功能、想象功能等心理要素的确认。

中药有植物、动物、矿物，其基源、种质、生化形式决定着结构、功能、信息、应力的差异。古贤哲制七方十剂，君臣佐使，多用复方配伍而增效减毒是天人合德、和而不同之哲理。本草学与方剂学是中华民族对世界科技文明的重要贡献。《神农本草经》在应用药物时建议“若用毒药治病，先起如黍粟，病去即止”，用“黍粟”来代表初始的小剂量，建议医者治疗时应从小剂量入手，疗效不理想再逐渐增加剂量，避免过量造成不良反应。此外在组方中，许多书籍也将方剂中发挥最主要作用的药物命名为“君药”，其余按照不同作用和地位分别命名为“臣”“佐”“使”等，用传统社稷制度的官职来比喻方剂中不同药物所处的地位和作用。清代徐大椿《医学源流论》更是将用药比作用兵“以草木偏性，攻脏腑之偏胜，必能知彼知己，多方以制之，而后无丧身殒命之忧”，将医学草本之性比作兵家攻伐之道。中药方剂之美学，除组方用药外，于剂型之运用亦有独到之处。元代王海藏《汤液本草·东垣用药心法》曰“汤者，荡也，去大病用之；散者，散也，去急病用之；丸者，缓也，舒缓而治之”，简明扼要地论述了汤剂、散剂、丸剂的不同作用，又取其谐音，将剂型之名与功用巧妙结合，同具剂型、效用与音韵之美。中药材、饮片、中成药是在中医理论指导下的临床用药，性味、归经、宜忌等启示原象与具象是多成分整合的复杂系统，展现出多视域折射的镜像。中药基源、药化、药理、制剂、临床研究，在面对高概念大数据的新纪元时代，发展为合成生物学、生物化学、模块药理学，以及制药装备技术的更新，临床循证评估的科学化、多学科、多元化的研究逐步深化。中医以诚敬厚德精神，吸收容纳一切先进理念与技术，不忘根本传承中华传统科技文明，体现中药学的法象之美。

国学包括儒释道三家之学。儒学讲仁德，礼归于仁，尚和合，以家国情怀社会责任敢担当，是社会的主流意识，体现人类生存生命的力量。自汉武以降，独尊儒术，政治思想的统一对医学发展也产生了深远的影响。儒家仁爱的理念与情怀对从业者医德提出了更高的要求，儒家对易学的高度推崇，对中医朴素唯物主义哲学思维的形成意义重大。礼法的观念也在潜移默化地影响着中医思维，如将脏腑分为“十二官”、对组方“君臣佐使”的排布等。道家则讲求冲和，强调无为，其中委曲求全、为大于细、不争之德、物极必反、慎终如始等负逻辑观念，对中医理论、病机、诊断、治疗、养护均有指导意义[9]。其学说顺自然知常变，知其白而守其黑，正负逻辑兼备而显隐自如，主张现实世界的非常道非常名，以无朴纯素充实儒学内涵而儒道互补。

国学之美有来自生产实践如农耕锄禾、煅冶金属，也有来自生活如品茗饮酒、欣赏戏剧歌舞，还有来自生存健康如抗疫疗伤，体验悟道，其审美不仅是观赏玩味净化心灵，重要的在于格物致知，正事践行，获取生命的内在潜力，提高人类的智慧。佛学由外域天竺输入经历七百余年本土化。中国寺庙虽有医药学或佛学思想向中医药学渗透，然未能系统发挥。故本文论中医中药国学中的实践美学主要是学习儒道互补的体会。

参考文献：

［1］许慎．说文解字［M］．北京：九州出版社，2001：208.

［2］李泽厚．美学四讲［M］．武汉：长江文艺出版社，2019：47–57.

［3］张法．中国美学史［M］．成都：四川人民出版社，2020：11–20.

［4］张玉能．中国传统美学的特征与传统审美心理［J］．江汉论坛，2009，62（3）：95–101.

［5］敏泽．中国美学思想史（一）［M］．北京：中国社会科学出版社，2014：106–157.

［6］李泽厚．华夏美学［M］．武汉：长江出版社，2019：83–95.

［7］王先谦．庄子集解［M］．方勇，整理．上海：上海古籍出版社，2009：223.

［8］叶朗．美学原理［M］．北京：北京大学出版社，2019：12–21.

［9］师帅，纪鑫毓，胡元会，等．《道德经》对中医诊疗思维形成的影响［J］．天津中医药，2020，37（10）：1147–1149.

王永炎，纪鑫毓，张华敏

十六、《求道》生命美育论读后感——克服自我负状态的简释

随着科技文明的进化，于多年前提出了生命科学，发现人没有自然生命就没有一切。人第一宝贵的就是自己的生命。应当思考怎么样活着才能符合生命的本性，才最有意义和价值，生命的存在源于生命力与生命能量。人应该保持强化、净化生命的力度，使有限生命具有无限的生命力，实质上这是对真善美的哲学思考，古今中外智者贤哲对生命状态都很重视。当今物质文明提高了，然而生命状态不一定美轮美奂，甚至暴露出假恶丑的反审美倾向。人之智者社会群要坚决抵制假恶丑的泛滥，重塑生命，渴求生命之树茁壮成长，生命之花灿烂绽放，生命之火辉煌燃烧，生命之水奔流欢畅。

1. 生命美学着眼于生命的审美性的本体

生命美育应涉及生命全过程，研究人类从受孕到死亡的审美现象与审美方法，提升审美的人生境界，是终身教育的重要组成部分。首先有助于审美素质的形成，使外在转化为内在的生命体验，使个体生命环境孕育诗意。医学由向后的诊病疗疾转化为向前预防调摄治未病的人学，由向下的脏腑功能连接向上滋养通天的大脑，正中和合是医学哲理的核心，维护着身心医学与心身医学的和谐，形神共俱，形立神生，形神兼养具有生命美育的内涵，融美学与医学于一体。中华传统文明儒学崇仁德、尚和合、重教化；道学无朴纯素不污，为纯不杂为素，无私欲而顺自然。儒道互补之国学原理引导渗灌到中医药学，以大医精诚、恻隐之心，精于术、严禁戒、求真储善，造就医患道德共同体。生命美育重家风德行潜移默化，学校读书尊师长示范。于当今社会经济大潮的影响，人过分享受自然为物役困扰有失自然的人化。人性邪恶漠视生命，甚至内心阴暗、言行恶劣、残害生命事件时有发生。人类必须坚决反对、克制，让自然回归真正的自然，生命美育也需要暴风雨式地铲除“黑恶势力”，维护社会的安定和谐的秩序。美育倡导以敬代静，动静有序，守静至善。人生历程常有曲折坎坷，当以“知其白而守其黑为天下式”。觉解白黑、显隐的辩证关系，白象征光明、进步、胜利则显于世间，黑象征幽玄、回避、忍耐、蓄力则隐于世外。显则不妄行、不弄权势，诚信守神，

隐则不丧志，系统反思，守黑生大智慧，逢逆境势，自我蓄力，友人相助，必有转机而“塞翁失马”。人生正负逻辑、方法相互为用，做到显隐自如，多以守黑为难，然守黑常是生命美之根。

2. 生命美育的特征

从真善美一体审视生命以揭示生命价值，通过审美途径诠释生命之美。人的生命欲求冲动激发审美情感，可以超越功利而具有高尚、纯洁、和谐的品性，有助于人类审美理想的实现，这是情感生命的感悟。七情中“悲”是善性善音。为事业追求、奔波而自我悲栖、蓄力是一种生命现象，其状态、活动、过程总是感性的、形象的，通过审美由感性、理性、悟性的链接融汇把握审美价值，使生命有声有色有哲思而可意会与欣赏。感悟生成愉悦或悲怆，喜剧或悲剧等不同内涵的精神享受就是一种审美价值。人通过自由去给予自由是审美的基本规则，审美活动应是自觉的、自由的、无拘束的、无牵挂无障碍达到超于物外的生命审美境界。审美寓理性于感性，感性理性互动协调带来灵动鲜活的形式和情调，自然性与社会性共存，审美感悟，涉事面广而量大。生命审美是复杂微妙自由自在豁然贯通生命感受过程。既有深思而得的真理，又有悠然而至的诗意；既有精神的超越，又有由衷地喜悦，融审美理解、审美享受于一体的审美心理。自然美体现着生命冲动、生命活力、生命本质状态，是生命物质存在和精神存在发生发展的规律。人的美育的社会性是人类属性赋予的，人类生命的社会要素如仁爱精神、献身诚信、社会责任感、历史使命感、人生价值观等，在显示生命美的同时，更显示相互激励和连锁反应的生命力，其具有象与象思维，尤其是原象大象，幽玄恍惚天神创生之象，形神联想、心理折射的镜像激发仁心良知，令生命美育有真切地感受。梁启超先生讲“凡人心常常生活在趣味中，生活才有价值”。生命美育在人生动态流转中表达审美感悟，让生命生生不息，绵延一种创造进化。生命冲动是生命之流，其动态过程是源头活水的生动美感。

3. 净化强化青少年的生命美育

当下生命美育清除青少年生命冲动的盲目性和无序性，使生命和客观世界和趣相处，避免对抗性矛盾的激化，把握青春期活力，强化能量、净化质量、升华积极向上的创造性智慧。生命贵在创造，创造使青少年生命走向成熟的力量。培育审美心理，增添美觉内涵，有助于青年一代塑造优良美好的人生格局。

目前个别青少年不珍惜生命，令人痛心疾首，急需强化各层级学校以至全社会的生命美育。分析原因：一是心灵缺乏生命意识，二是缺乏分辨真善美与假恶丑的能力。全社会应在提高生活质量的同时净化优化生命美育，将生命美育提升到一切教育之本，应与养成教育、素质教育、成功教育、创造教育结合。维护童心、纯朴、本真、健全、活泼的心灵元气；青少年已具有痛苦与愉悦，崇敬与鄙视，满足与失望的生活体验，应给予多元多样审美活动，涵养生命温馨真挚，提高生命美感力度，优化生命状态。青少年时期需要有非人性化向人性化，假恶丑向真善美，破坏性向创造性转化，允许正当的宣泄与张扬，一定的喷涌血性之气的机会，也能克服精神空虚与情感生活枯竭，通过生命美育走向生命美化。

4. 面对生命负状态自我的经历

生命过程有顺逆、胜负、显隐、健康与疾病不同状态。应将生命负状态纳入生命审美教育的对象。吾辈学人生活在人群社会大变革的复杂系统中，正负状态常会遇到交替转化的过程，尤其是正确处理自我负状态的经历，克服悲观丧志情感，用于汲取经验教训，激发人生的能量服务社会民生，获得生命美育的动力机遇。回首自我于 1983 年在实施青年干部四化政策过程中，从医院副职升调北中医院长的领导岗位上，虽有敬业刻苦工作的热情，但对“文化大革命”后复杂的人际关系没有细察调研，很难适应管理的工作。严于自律要求学习，又可惜参加上海一医卫生干部学习班仅有月余被迫辍学命我返校主持工作。在任不足两年，刚刚进入学校教学科研组织制订教改方案过程中，于翌年 9 月外访讲学中突然上级机关改任第一副职，此后在学校有职但无分工被闲置 6 年。似乎是刹那间人生方向迷失，顿入生命的负状态中。在突如其来的困境不知所措的时刻，王玉川老师亲切抚慰训导：“世事复杂，事发虽不合情理，难一时搞清楚，作为学人严于自律，应迅速返回治学执教原点，必定会塞翁失马。”其后先生举荐我为国务院学位委员会中医药科学评议组召集人，连任三届 12 年。我的老师董建华院士推荐我出任中华中医药学会内科学会主任委员 20 年，其间宣为副会长、中国科学技术协会第六、第七两届常委，任应秋老师指导读书治学的门径。人生过程体现出“师长指路，学长帮助”。许多师生清澈见底、同情助力的眼神赋予我一股力量，隐忍蓄力。令我学懂负逻辑，守静、守黑、守辱于坎坷曲折中，系统反思克己复礼，度过逆势而启迪良知。我们应该通过生命美育的途径方法，战胜自我、挑战自我的生命力，展示崇高境界的生命审美价值。

业医五十多年的医生对重病人、残疾人的生命负状态需要归属感、同理心、及时亲切的抚慰治疗护理，要相信强者身体羸弱而精神坚韧。司马迁、贝多芬、奥斯托洛夫斯基等在精神生命激扬出超人的生命力和灿烂的生命之美。

生命负状态的最后是死亡，死亡是一个非常深刻的哲学问题，也是一个新的美学内涵。死亡是生命的终点，也是生命的开始，生死相依，以身的健康为启点，死亡是生命之美另一种形式的体现。古今贤哲智者对死亡审美的认识赋予了生命美育深刻的启示，赞誉为参天大树落叶归根具有盎然的生机，根深叶茂，本固枝荣，秋冬枯黄，叶片飘落换来春夏绿叶繁盛，标志着年年四季的无穷演变。人类热爱生命，当你自己生命走到尽端回归天地自然时，人们应该感到庆幸。

5. 自我人生负状态的认知

回首 20 世纪 80 年代自我负状态唤醒了人生的初心使命，体验了贤哲师长引路，学长友人帮助，自我检讨蓄力，返回治学执教从事有思想的学术研究的原点，以读书人知识分子的领域净化生命美育。缘在 1995 年学校党代会召开，本想于校内多年来有位无权无业绩可能落选，难以想象竟以高票当选并进党委常委，党员群众肯定我在全行业学科建设方面所做的工作。转年卫生部部长约谈，告知十年前改任所谓的“过失”经组织已查明，要求我重新出任校长。届时已习惯做学人以出世精神做入世事业，内心不愿意复职。恰逢当年申报“21 世纪一批重点高校”项目的筹组待审，部、校领导委派我担任筹备组总指挥，依靠师生员工群策群力顺利进入了“211 工程授权高校”。1997 年 3 月卫生部部长谈话明确要求被甄别清白的“过失”不存在，命我官复原职，这是改任后经历十二个年头的事。毛泽东主席说过“我们应当相信群众，我们应当相信党，这是两条根本原理”。我的人生有深切的体验。1998 年 12 月临危受命调任中国中医研究院，充分认识自己于管理工作的短板，以院内干部、职工、师生为依靠，重手抓学科建设，学位授权，增加博士生导师，扩大博士招生，增设博士后工作站，组织制定并实施院中期科技工程计划，申报并获批“973”与“863”科研项目，承担 WHO 国际合作项目等，大约三年内将中医研究院恢复到学府的原貌，完成了我对组织领导的承诺，主动辞去院长行政管理职务。其间克服科研荒废状态，借贷仅一百万元设六十项苗圃科研项目，培育年轻科技工作者，启动原发创生信念以敬诚蓄力为主导。提倡科技学者“独立之精神，自由之思想”高度开放吸纳古今中外一切科技文明成果，恪守“和而不同，生生不息”建设团结和谐的创新团队，培植三级学科的研究方向，鼓励前瞻性、高起点有思想的研究工作。力行不知而知，不修而修，无为无不为，“任我”燃烧生命的能量。仅留下“团结、学习、求实、创新”的院训。

王永炎

2021 年 5 月 25 日

十七、重始源哲理提升治学执教能力

中医治学需要感性、理性、悟性。仲师明师“观其脉证，知犯何逆，随证治之”为辨证论治总则。体现了国学原理：象数易气神一体的整体观，“观”是范畴，是中华民族的大成智慧，也是中国哲学间性论的基础，世事万物生成运行的出发点预设发展演变的规律，象思维原发创生性的科技文明进化的历史范畴。重始源宇宙观天人合一，天心寥廓幽玄，大一无外，先识其大后识其仁，小一无内，疏分履细不可再分，大一小一和合混沌一体阴阳动静有序，易为太极、至极、无极，太极一也为道，一生二，二生三，三生万物，无生有，有生于无；又太极为一，一生二，二则神，神生数，数生象，象生器。道与术，常与玄为天地冲和之大美。中医学者仁心为正纲良知恻隐之心，同理心归属感，感同身受患者疾苦。感官细察体验为感性，倾其所学阅历经验慎思明辨为理性；重在悟性即医家心灵智慧，吾心体道，善于间性联想获取丰富的直觉，验之临床提高疗效，造福民生。

1. 悟性是创新思维，是理性的升华

悟性即吾心，涵化童心本真之我；仁心诚敬德行；天心生命智慧。吾心寥廓幽玄起于混沌又回归混沌；恍兮惚兮不可测量，又恍兮惚兮起于度量，体道明志，一阴一阳为道，阴阳、动静、邪正、刚柔、坚脆、顺逆、白黑、显隐等既对立又关联、同步消长而辩证统一的周期演化易变规律是最佳最贴切的符号系统。体道修养，人的大脑丰富的直觉，面对难以破解的或尚且未知的问题，突然闪现出存储的淡淡记忆，刹那间稍逝即望的一种恍惚的节点、拐点、亮点，可以启发向思能旨的感觉。这种感觉是既往经历过场景的再现，自然与阅历经验积累相关，是脑为元神之府的灵动，是客观唯心史观的载体，也是学者智慧的体悟。悟性的培育需要休养进学冥想，读经典纯思深思，向思能旨而“旨”在提升生命能量。中医学重视天人感应“即类取象”“援物比象”“以言明象”“象以筑境”“境以扬神”于意象思维体现原发创生性，“道在于一，神转不回，回则不转，乃失其机”体现生命认知规律。以格物正事，事欲立则事上炼，揭示辨证论治临床诊疗优势，事功成而致良知，感性、理性与悟性融会贯通，展示东方生命科学智慧。

2. 悟性与理性互动互用

中医药学从来不反对理性，于临床诊疗中慎思明辨把握气运核心病机十分重要。但对“理性至上”忽略悟性存有异议。百余年来摆脱传统淡化国学，追逐西化所谓走向现代化的唯一路径，视国医国药为非主流医学是悖论，当今中西医并重的国策是中医学人期许的愿望。反观历史的特定性，天下没有“现代”，也没有特定的西方。现代的“代”是时间性、时间中，“代”的变化在科技文明进化中变速增快。信息守恒定律的提出，将对理性至上的人类中心论提出挑战。我们肯定工业文明自中世纪文艺复兴后强化理性科学数理实验为人类物质文明与精神文明所做出的巨大贡献，当下进入到信息与人工智能两化融合时代，其中计算机的编码 0–1 二进位制是融入了农耕文明的太极八卦阴阳易动的科学技术内涵。农耕文明崇尚仁德、和而不同、生生不息而重视悟性，反对悬置原象思想与数典忘祖的摆脱传统，全盘西化的流弊。于中医临床诊疗正确把握中西治疗的优选，靠疗效选择先中后西、能中不西、中西结合的技术优选互补长短，推广循证与叙事医学的整合，关注病灶与关注病痛的整合，充分摆证据与反思讲故事的整合，系统性研究与描述性研究的整合，具象思维与概念思维的整合，疏分归纳与还原分析方法学的整合，等等。综观中医药学发展史是善于吸纳融汇西方欧美工业文明与西亚北非伊斯兰文明的医药成果的学科历程。当今尊奉生命科学原理多元化理念与大数据多层级分析，提升疗效评价的真实世界，逐步完善更新学科框架，将个体化诊疗技术融入转化医学的群体化，应是民族大成智慧纳入历史范畴的新机遇，需要幽玄暗知识、暗物质、暗能量的挖掘，人类脑科学、航天太空与深海探测、数据学的激活分析、量子与量子力学研究以及具有全球典藏脊梁性大工程建设等都需要重始源从元神开端，恍惚之数不可测量转化为起于毫厘，毫厘之数又起于度量与易变有形生于无形，太易、太初、太始、太素相关联。求索常与变，幽玄与显明的内涵与涵化的途径，以宋明理学与心学、形而上与形而下进入老子道德经提出的“玄之又玄，众妙之门”，今日黑洞天文观测的数据分析入玄门，未来科技文明的进化会有更多成果进入玄门，“墨子号”卫星登天即是中国科学家的贡献。有理由相信由常向妙玄的转化会加速，也相信人类有自知之明防止科技失控不会自我毁灭。

3. 学习间性论诠释中医药学基础哲理的思考

21 世纪学习中国哲学的间性论，提出临床诊疗象、气、神和合的思维模式；认知中医学理以象及象思维为主体本体，以气—阴阳五行为关系本体；强化气化与禀赋禀气的气运病机的研究以及脏腑经络功能形态与间性哲学的关联性。中国哲学的间性论基础是具有自身特色的方法学，以历史范畴选择了中华民族的哲理关怀，也是国学国医国药科技文明基础学理的表达，基于此，缘在引导中医基础临床学理认知的基本问题的方向，征询中医先进与学人的讨论，关系到学科事业产生守正创新的指导性思路，切望同道的异议多于赐教。

首先认知间性的本源与基本范畴：中国哲学是间性哲学，它是以“间”的性质和现象作为世间万物生长变化的本源来展开哲学反思的。它展示了象、象思维的情境包括时空、明暗、组合、秩序、色彩以及整体画面之外的气精神韵，非实体性的，是实体、是内外的东西的表达而不可忽略“此在”“缘在”，正是那些不属于实体的部分概括的间性。《易经》选择了间、间性作为理解和诠释世界的出发点。《说文解字》：“间，隙也。从门从月。”注曰：“开门而月入，门有隙而月光入。”进而想象间字寓有时空间隙与间歇之间、中间、间断、间楔，等等，进一步延伸便有联结与分裂、绵延与扩展、构型与离散、系统与网络、过程与变异，乃至和谐与对立等属于事物间的性质与状态，这些不同于“实体 / 存在”本质性能和状态的总和，就是所谓间性。间性论的基本范畴是易、道、无、中，是古贤哲门老、孔、孟、庄、荀等最热衷的易变、生生、过程、关系、秩序乃至气、理、虚、通、一、和等均与间和间性论相关。易、阴阳、太极、至极、无极基本上就是讨论天人之间的间性问题，可以判断世事是在不断地变化，应该是中国古人对现实的基本预设，易者生生不已之谓，表述了万物生死枯荣相继的永恒过程。易变本身不是实体，也不是实体的属性，它是各种因素之间阴阳对立时空变化和相互作用的过程。整个《易经》由阴阳两爻交替，而三爻组成八卦，六爻变而生六十四卦，共三百八十四卦，象征的都是间性因素及其相互关和作用。《易经》可称易变之经典，正是一部人类最早研究间性现象，并将从中得到的智慧付诸实践的间性论思想，在中国萌芽发展全案成为各家共同探讨论证的主题，创立了自身独特的范畴和概念。阴阳与太极是最有影响的范畴，“易以道阴阳”，太极阴阳动静有序，天地、乾坤、刚柔、正反、进退、显隐、来往等既对立又关联是相生、相克、相反、相成的间性整体，混沌由始至终动态演变，它不是形而下的器物，而是形而上之道，在间性中存在和表述变易过程和相互关系。中医学的学理“阴阳者，天地之道也，万物之纲纪，变化之父母，生杀之本始，神明之府也，治病必求于本”。法于阴阳、和于术数、形与神俱、形神兼养均体现间性论的思想，是中华民族科技文明瑰宝，也是打开优秀传统文明的钥匙。显然，间性论的概念、方法、系统思想，形成了中国思维的特殊模式和路径贯穿于历代各门学问之中，为中国哲学乃至整个文化的发展，奠定了历史范畴的方向和基础。

4. 重传承提高守正创新的自觉性

中医药学是中国传统学科的杰出代表，是世界唯一全面系统传承从未断裂的医药学。以本草学、四诊法、针灸、方剂学四项发明风险人类，体现国学原理和临床医学原创优势。理论基础秉承中华文明的固有基因，河图洛书、太极图说、仁德中和、无朴纯素、道法自然等，其传承和发展脉络正是对中华文明的最好诠释。重始源中医学科的历史沿革凝聚着古代多学科交叉融合的成就，天文、气象、物候、地理、文史哲美学家乃至宗教学者的辛勤思考、总结与创作。以农耕文明为主，善于吸纳工商与游牧文化知识和思想，成为世界科技文明进化的见证。由于中医学基础理论根植于农耕文化的土壤之中，学术发展体现出象思维的原发创生性并通过自觉而觉他进行疏分推演归纳。“不以数推，象之谓也”，又“候之所始，道之所生”。以医者意也、理也。通过意象诊疗验于临床，把握千变万化的自然规律。形立神生，《易经·系辞上》“阴阳不测谓之神”，《素问·阴阳离合论》“恍惚之数，生于毫厘；毫厘之数，起于度量”，《素问·天元纪大论》“道在于一，神转不回，回则不转，乃失其机”，体现出整体动态观与还原分析可以结合，象数易气神的一体认知生命规律。近百余年东学西学意识形态的碰撞，摆脱传统被淡化的是国学，期许一代青年要重传统补齐目录学与训诂学，能读懂古代医经与名家学说。余嘉锡先生告诫我们说：“目录之学实可负学术之史，成为古代学科创新发展的特质。”参名师重在学习前辈继承有思想的学术研究理念、方法与途径，启迪创新思路验证经验于桑植，学用叙事医学与循证医学，以系统性研究与描述性研究结合，再创新发现、新概念、新治法嘉惠医林服务民生。

中医药学作为科学与人文融合比较好的一门学科，应当肩负起引领创新方向的责任。既要发挥将“人”放在天地之间看待生命疾病健康，天人合德、精气神一体，象与形融通，又必须将科学与人文互补互动，重点在疫病与现代难治病的中医中药优势病种上取得共识疗效。逐步完善以辨证论治个体化诊疗体系，立足提高基础理论概念的诠释，为研究思路由“还原性分析”朝向“系统化研究”转变，循证多元多学科充分证据与叙事医学的人文关怀相结合。中医药学人提升文化自觉十分重要，运用中医原创思维以新图变，变中图强，我主人随在继承中华传统文明与丰富知识技艺的基础上，结合当今科技成就持之以恒的发展创新。

大科学高概念数字化新纪元的到来，信息守恒定律的提出，以历史范畴看待科技文明的进化，重始源将为国学原理象数易气神直面中医药诊疗实践的大数据的梳理、整合、激活，通过混沌非线性数据的发掘利用，进一步为充实临床优势带来了新机遇。晚近十数年间笔者亲身观察发现医学方向逐渐改变，身心医学生理心理病理整合，由“人的病”到“病的人”的情绪情感的关怀，同理心归属感以患者疾苦感同身受，和谐整体医学切合古贤哲仁爱精神大医精诚的崇高理念。中医药学的研究对象始终是人，“以人为本”维护生命健康。以多元化理念多模式的研究朝向个体化医学、预测医学、预防医学、参与医学做调整，适应转化医学与网络医学的发展。我们应该看到，虽然东西方文明史观的不同，导致了中西医药学的演进特征表象不同，但从本质上说，其目标都是指向人类健康的。从中西医学研究对象在农耕文明与工业文明的影响和近代研究发展趋势看，二者从不同质不通约而朝向整合方向迈步。当今《中医药法》的制定、“中西医并重”的国策将推动中西医学向互补互动，向趋同方向发展，为构建新时代统一的新医药学奠基。

生命科学的产生已有 40 多年了，其重大发现人没有自然生命就没有了一切，生命的存在缘于生命力与生命能量。人应该保持强化、激发生命的力度，使有限的生命具有无限的生命力。这实际上是对真善美的哲学思考。本节研讨中医药学者提高治学执教的能力，其中一项是重视美育的问题，亟待提启认知并付诸现实终身教育的全程。尤其是生命美育是医学人学的重要组成部分，融美、审美寓教育教学于一体。重塑儒道互补、崇仁德、尚和合、无朴纯素、道法自然，家风德行潜移默化，校园文化师长垂范；美育提倡“动静有序，守静至善，求真立美”。人生经历常有曲折坎坷，要懂得正负逻辑，觉解顺逆而显隐自如，超越功利主义有助于人类审美理想的实现，这是情感生命的感知，唯仁唯学作为教师，教学相长，总是期许学生比自己做得更好。

十八、学科理念的多元化与人才培养的多模式

党中央国务院对中医药事业发展的高度重视，要求切实把中医药这一祖先留给我们的宝贵财富继承好、发展好、利用好。习近平总书记曾指出：“人才是实现民族振兴、赢得国际竞争主动的战略资源。”中医药学面向未来、面向社会、面向世界的学科事业产业的进步，人才的教育培养是第一资源，是传承精华守正创新的基础和保障，也是医疗、保健、科研、教育、产业、外交、文化发展的源头动力。

当前《中医药法》的实施，贯彻“中西医并重”的国策，中医药事业迎来了天时、地利、人和的大好时机。为学科建设的理念更新，多元化、多层次、多模式的人才培养创造了良好条件。中医高等教育迫切需要培育具有深厚理论基础临床经验，深入学习国学原理把握原创思维，善于吸纳数字化文明的新知识，掌握中华民族大成智慧指引下的方法学的骨干优秀人才，有机衔接老一辈科技文明成就的后备学科带头人，稳定优势研究方向，创新高起点前瞻性的研究方向。加强中医药学派传承人、传承博士后、科研型博士（PHD）、临床专业博士（MD）的培养，着力解决博士不博，创新能力不足的弊端。对于非研究生的基础与临床人才所做的有思想的学术研究成果也应予以重视。为适应复兴中医药学学科建设，建议遴选新一代三级学科研究方向的后备学科带头人是一件重点急需的培养计划。

1. 恪守中医药学本源的骨干中坚人才队伍

中医药学是中华民族优秀传统文化的科技文明，是国学的重要组成部分，认真心悟诠释儒道孔老孟庄及后世新儒学新理学诸名家学派深邃的哲理，指导治未病与辨证论治诊疗实践，以仁德无朴大医精诚之医学人学与仁学风尚业医执教。师长们出身家传、幼承庭训，读国学启蒙读本，习名家书法，早年既襄诊疗疾，忠诚于岐黄之术，悉心仁心服务民生，以救灾抗疫为己任，挺身于一线维护生命疗伤治病，善于总结著书立说，创建学派，推动医学进步。历代名医辈出皆为后学之楷模。列举我之参师路志正先生已是百岁国医大师仍亲临门诊查房身处临床一线服务民众，60 年来亲炙门徒，培养

门人与传承博士后十数名，创立新说于临床诊务，以共识疗效推而广之奉献社会民生。先生一辈医家于近百年中医存废论争中奋不顾身竭心尽力抗争，为谋生存居功至伟！中华人民共和国成立后我主人随为中医中药学科、事业、产业谋发展开创重大业绩。先生一代中医中药老师们为中医正名为桑植呼吁，恒心持久弥坚，为黎民疗疾柔力和蔼平缓，为师传道授业守静；心志如是，情志如此，行至如斯，崇尚仲景“观其脉症，知犯何逆，随证治之”总则，赞誉“一言而为天下法，匹夫能为百事师”。恪守“药为医用，医知药用”理法方药一体，仁术仁心，道与术和。老师们倡导读经典、重始源、悟妙道与国粹同根共生，观象议病辨证一整套诊疗思维模式，七十载经验积淀，千万人获救消恙。先生们激励后学攻坚克难开拓创新，心静神宁勤于临证集大医精诚，罹普世人道，承名医明道，作中坚骨干，为人民健康为民族复兴为中医药学科进步而努力奋斗。

2. 适应国情培育大批多层级中西医结合的临床人才队伍

古贤哲倡导和而不同、生生不息、厚德载物，谋民族复兴百姓健康；生命科学主张多学科整合构建人类大健康的医学体系。中西医学是人类科技文明中的两大体系，中医源起农耕文明，西医缘于工业文明，各有理念、各具特色、各掌千秋，为了救死扶伤普世人道的共同目标应以兼容和合优势互补。中华人民和国成立后毛主席提出西医学习中医主张中西医结合，周总理曾说:“中医好、西医好、中西医结合更好。”有利于发皇古义、融会新知、求真致善、为病患者提供最佳防治方法，提高疗效服务民生。当前东学西渐与西学东渐逐步兼容，中医西医美美与共，于国运复兴时空，进一步落实“中西医并重”的国策，让大科学大健康行动落实在中华大地福泽人民美好生活。中国的医疗卫生体制改革需要加强为城乡广大民众卫生保健防治传染病与慢病服务的医学教育，尤其是县乡镇村迫切需求中西医兼通的医务人员。中医教育高校、大专、中专多层次培养人才有很大缺口，应列属重要整改方向。20 世纪 50 年代全国成立四所中医高校，北中医首任教务长祝谌予先生、京城四大名医施今墨门婿，自承家学中医功底深厚，青年时期东渡日本毕业高等医科，建院后培养计划即适应医学发展，民众期望，中医西医课程按六比四安排，生产（毕业前临床）实习也安排了西医科室。其毕业生具有中西医双重诊断，中医与西医会诊能力，以中医理法方药辨证论治为主体，先中后西、能中不西、中西结合治疗的方案。当今中医药专科院校结合省市自治区人才需求状况，同样中西医课程按一定比例安排。21 世纪生命科学兴起，东学西学兼容，多元化、多学科、多层次办好医学教育，学科间互相交织、渗透、融通的形势，培养中西医结合人才、重点面向基层是医学门类各层次学校教育教学改革的重要内容。

3. 重视守正创新培养学科带头人

迎接数字化新纪元的到来，信息守恒定律的提出，信息与智能两化的融合，以历史范畴看待科技文明的进化。近世大科学大数据高概念引领着巨大工程技术的创新，激活数据学发掘非线性海量的数据的应用，“墨子号”卫星升空、单光量子不可分割、量子态无须重复，还有黑洞假说的修订及目前对宇宙黑洞做天文观测数据的累计分析以及人类对暗知识暗物质，通天地航空深海的研究等。直面 16 世纪牛顿为代表的数理科学实验、理性至上、科学主义却是一种挑战，动摇了“只有”可重复、可复制才是科学的认知概念；为象思维的回归创造了机会，大象无形、恍兮惚兮、不可度量的原象创生性，为人类悟性开拓出新路径。西方科技界哲学家海德格尔的天地人神一体，胡塞尔的现象学均在学习研究孔、老、孟、庄之学，认真探索道通为一、有生有无、崇尚仁德、正中和合中国人的大成智慧。

以国学哲理为引领方向，以数字化科技文明、多学科技术融合的时序计划现代中医学、中药学学科发展理念的坐标图如 18–1 所示。

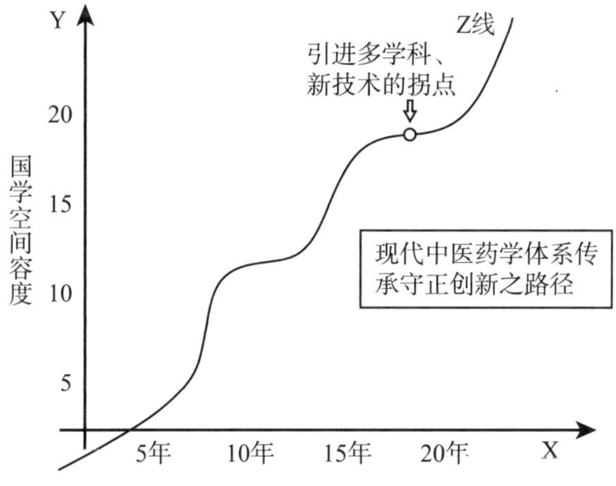

图 18–1 数字化新纪元 IT、AI 技术融合空间

实施与推广高概念的多学科、多元化的数据，积极引进、消化、吸收新理念、新技术是原创哲学思想，道与术的间性论[1]的整合，从理念上更新学科框架。激活数据学注释开发古今以千百计的名家医案与当今各级各科医师们的诊疗病例研讨理法方药的规则；单光量子、量子态的科研成果，黑洞信息大量数据分析有望对中医药学基础理论与临床研究揭开所谓黑箱拓开了一扇窗；叙事医学兴起医学人文的强化，关注聆听以同理心感同身受患者的疾苦，归属感是构建医患道德共同体的基础，重塑大医精诚的高尚情操；循证医学的充分证据共识疗效人类青睐，朝向真实世界迈出稳健的步伐必须有前瞻性高起点的理念，与数学生物理化技术结合，认知生命美育[2]提高伦理学水准。学人要问：如此“预估”能实现吗？笔者认为古贤哲谓：得于所当得，止于所则不可不止，关键在“所”为教育治学与学科建设。所谓正事格物需要欲事立、事上炼而事功成。年轻一代学者首先是补齐国学知识与理解注释哲理，孔子《论语》老子《道德经》孟轲庄周之学当下功夫补课，这是打开中华民族优秀传统文明的钥匙。其二，读中医药学经典著作提高悟性，悟妙道是领衔学科建设的内驱力，“善言古者必有验于今，善言气者必彰于物，善言应者同天地之化，善言化言变者，通神明之理。”从方法学看是基础，但关键在做有思想的学术研究，有新见解有新学说形成新理论孕育新学派才是学术思想的创新。其三，以历史范畴看待科技文明的进化，因势利导积极应对数字化文明新纪元的到来，将中华国学中医药与现代高概念大数据整合培育高层次学科领军人才迈向现代化中医药，构建中国特色的中医药学体系，为人类卫生健康事业做一份有现实和历史意义的工作。

参考文献：

［1］商戈令 . 图像、丛生与间性：探源中国哲学的新路径［J］. 文史哲，2017，3：5-18，165.

［2］姚全兴 . 生命美育论［J］. 贵州大学学报，2015，3：19-24.

王永炎

十九、中西医并重之国策带来国医国药发展的春天

《中华人民共和国中医药法》体现了从团结中西医转轨为中西医并重的国策。习近平总书记称誉中医药是国之瑰宝，孕育深邃的哲理，“传承精华、守正创新”为构建具有中国特色的、统一的医药学创造了良好的机遇。

中医药学是国学的重要组成部分，本草学、方剂学、四诊法、针灸被列为贡献人类的四项发明。21 世纪进入了大数据高概念时代，信息守恒定律、激活数据学等科技成果为中医药学学科进步与事业发展创造了条件。国医国药重塑始源，我主人随，不忘根本，胸怀仁德，开放包容，吸纳古今中外一切科技文明成果，迎接数字化大科学变革的突变期。我辈学者们渴望春天的到来，尚待克服乍暖还寒，完善医疗卫生治理体系，自当老骥伏枥。

1. 中医中药国学之美

我于耄耋之年防控甲型流感不幸染病，大病之后进读中华格致学、史学、美学，尤其着力于史前期河图洛书与负阴抱阳冲气为和的学习，对国医、国药、哲思开展学术研究，虽罹十几年工夫，总因心智乏匮、气力不足，尚能有体道之领悟，然悟道之难，必当明心求真，立象尽意，恪守死而不亡者寿，于“不亡”的时间中，欲立事，事上炼，则明明德，尽心竭力，修身治学以慰“任我”之志向。

“天人合德”，天地人神贯通一体，观象运数，冲气和合，筑境扬神。原创之象思维，引导治未病辨证论治是临床优势所在，共识疗效是医疗总目标。育人传代重在悟性养成，明心言志而寓教于乐，体现儒学仁德至尚之美。太虚原象，宇宙苍穹，生灵万物与我“并生”，象以筑境，议病辨证，法象天地时空。天纲明道，顺应自然，大一无外而小一无内，始于混沌又复归混沌，混沌为一，无朴纯素，即无生有，有为万物，万物生长化收藏，而人类则生长壮老已，人内在自然化之美。

“观其脉症，知犯何逆，随证治之”为中医辨证论治总则，诊治程式起承转合，阴阳蕴含其中，体现气韵的精神，构建人生格局，举凡阴阳、动静、顺逆、黑白、显隐，既对立又关联，同步消长、正负相抵、辩证统一，

阴阳符号系统表述历史周期转化韵律最贴切，是大成智慧之美，从历史范畴看待科技文明。传统文化有精华也有糟粕，对精华当传承、重始源，从史前期中原黄河流域的河图洛书考察、诠释、研究为开端，境为象生，时随境转，展开无尽的联想，能为现代人类文明创新提供条件，此是中华优秀国学之美。它不仅仅是过去的，应是承接过去、今天、未来的历史流程。自觉地与高概念整合，主动去链接网络、模块大数据技术，是守正创新的内驱力。

“美”与“审美”源自人类的实践。中医之贡献医案最著。医案系古往今来医家疗伤治病的真实记录，它承载着中医宝贵的经验。医学是人学，永远离不开哲学，更离不开经验。经验是格物事成，将“事上炼”落到实处，经验又是致知以提高医师心灵智慧的境界，同时，经验也是实践美学的成果。美与美感的根源在于内在的自然人化，人在制造、使用工具劳动中取得经验，并获得理解功能、想象功能等心理要素的确认。古代贤哲的六艺圆融（礼、乐、射、御、书、数）的技术经验是“技”近乎“道”，人道与天道浑然一体，展示“敦人伦，助教化”，合目的性与规律性积累临床经验，服务民生之美。中药有植物、动物、矿物，基源种质、生化形式决定着结构、功能、信息、应力的差异。七方十剂、君臣佐使多用复方配伍而增效减毒，是尚和合、重调节的哲理。中药材片、中成药是在中医理论指导下的临床用药，性味、归经、宜忌等启示原象与具象是多成分整合的复杂系统，展现出多视域折射的镜像。中药基源、药化、药理、制剂、临床研究，面对高概念大数据的新纪元，合成生物学、化学生物学、模块药理学、制药装备技术的更新，临床循证评估的进步，多学科、多元化的研究逐步深化，以诚敬厚德精神吸收容纳一切先进理念与技术，不忘根本，传承中华传统科技文明，体现中药学法象之美。

国学包括儒释道三家之学。儒学讲仁德，礼归于仁，家国情怀、社会责任、敢担当是社会的主流意识，体现人类生存生命的力量。道学顺自然、知常变，主张现实世界的非常道、非常名，以无朴纯素充实儒学内涵而儒道互补，故中医中药国学之美主要是学习儒道互补的体会。

2.“形与神俱”“形神兼养”是中医原创优势

“形神兼养”贯通预防、治疗、康复、调摄、护理全过程。体现象、数、易、气、神一体的整体观，中华传统文明格物致知与致知格物，维护身心健康。当今的身心医学与心身医学是生理学、心理学、生物学、社会学、教育学多学科交叉的令世界瞩目的心理生理医学，又是构建和谐医学与和谐社会的重要组成部分。针对人们价值观异化带来的漠视“人性”的真实的状况，人们拥挤在高节奏、充满诱惑的生活中，人心浮动难有片刻安宁，欲望在吞噬理想，多变在动摇信念，面对心理障碍、精神疾病的增加，倡导国学崇仁德、重教化、形神兼养的医疗实践，为身心健康人群的自然化，为物质、精神、社会的整合平衡创造良好的氛围。

精气神一体，气禀清浊，气聚成形，形立神生。“形立”则脏腑器官气机生化维持生命，“神生”即成大脑，神即心灵、情志、理念、意志、思维，符合胚胎发生学先成形再生神的程序。形神兼养以中国格致学论述，格物即正事，欲事立、事上炼、事功成，维护形与神、生理与心理平衡和谐，必须要“事上炼”，遵循养生治未病的理念，展开各种保健措施、“守静”强身的锻炼才能落到实处。格物致知提高心灵境界，守正中和，天理明心；讲诚信是社会主流意识，大道之行天下为公，又无朴纯素、顺应自然而儒道互补。

气不能不聚为万物，万物不能不散为太虚。万物合一是“仁”的主要特征，学者须先识仁，仁者浑然与物同体。朱熹说：“天地之间，有理有气。理也者，形而上之道也，生物之本也；气也者，形而下之器也，生物之具也。”理与气和便有知觉，形器具体而理与神抽象。为何气聚？就人体言有各脏腑系统的差异，又为何生灵万物有稼禾草木花鸟鱼虫的不同？缘于基源种质的质料不同及时空程式的区分。太和所谓“道”是气的总名，具有浮沉升降、动静相感之性，是生氤氲、相荡、胜复、屈伸等程式。张载《正蒙·太和》：“气聚离明得施而有形，气不聚则离明不得施而无形……方其散也，安得遽谓之无？”要知太虚即气，寥廓幽玄博大的宇宙原发创生的时空间，通天的大脑，人道顺天道，“常德不离”既“澄明”又“祛蔽”，所谓离明得施，蕴含着人自身守护得以存在的根基即顺道至真以生形神共俱。道生一、一生二、二生三、三生万物；又太极一也，一生二，二则神也，神生数，数生象，象生器。形神共俱不仅是具象，更重要的是原象，“大象无形”之象，即精神之象，进入仁德无朴纯素、见性明心之象；有生于无之“有”乃原发创生之象；自强不息动态流转整体之象。回归原创思维需要求知、求理，而关键是求悟。

形与神的主从关系，至宋明新儒家有理学与心学两派的论争，核心是自然规律是不是人心或宇宙的心创造的。从世界哲学史看柏拉图的实在论与康德的理念论的辩论也是形而上学的主题。陆象山、王守仁完成的心学承孟子“养浩然之气”思想，人必须首先觉解他与万物合一的道理，然后他所做的一切不过是将此理放在心中，真诚地、聚精会神地遵循此“理”，“心即理”。万物皆需生命，“天地大德曰生”维护生命既是天地之“仁”。程颐、朱熹“理学”言“理”是永恒的，各类事物都各有自己的理，只要有此类事物的成员，此类之理便在此类成员之中，便是此类成员之性，“性即理”，人性有心有情有形有神。尽管“心即理”与“性即理”有分歧，两派落实在“形与神俱”关联性则体现人性的真实。

养神需“守静”，以敬代静而形神兼养。人处在精神、物质、人群三维动态流转的社会复杂系统中，以动静有序、阴平阳秘为常态。现实社会呈现出阳有余而阴不足，动过分而静缺乏的状况，纷扰烦躁、焦虑抑郁的情绪心理障碍，神伤在前而多种慢病体殒继后，直面医疗实践，形神兼养，养神以“守静”为重点，应是传承贤哲以承制调平、维护健康的优势。《素问》多次论及“守静笃”而“护正气”，“守静”人心净化，志向高远具有强韧的生命力，静则一切向善，至善是乾坤万有的根基。“心即理”而知行合一让内心光明打破生命桎梏，确定人生格局，获得人生行为智慧。欲立人而立，重塑人生气象，增强心聚定力，达仁而义利事功。涵养须用敬，进学在致知，守静以敬代静而形神兼养。敬诚存之即无私欲，宋代周敦颐先生明示无欲则“静虚动直”，静虚则明，明则通，动直则公，公则博，明通公博是内在自然人化实现和而不同终极理想之圭臬。中医药学的养生专著数百种，传承精华针对社会各类特定的人群选用各种形神养护的方法，维护心理生理健康。倡导守静的理念，各家各派虽有差异，实用的方法亦有多种，然而适应现实人们的生存进化具有一定的积极的意义。多种多样的形神兼养的方法，守神的道与术常具有三项共性特征：一是坐忘心斋时，忘掉一切，让心灵瞬间休息；二是吐纳，调适呼吸、漱津，两耳只闻呼吸之声；三是或坐或卧或立全身放松做到舒适。至于各派气功吐纳导引方法，可以选择适合自身条件，逐步深化践行，防止偏差。

3. 古往今来中医将战疫情视为已任

武汉新冠肺炎爆发后全国全面阻击战的成果，体现出中国特色社会主义新时代精神、物质、制度综合平衡的优势，是政令德化，全民响应、合力战疫的人民战争的伟大胜利，具有重大历史意义，必将载入史册。

勿论国泰民安的汉唐盛世，抑或民生凋敝的南北朝，瘟疫流行时中国的医药队伍自动成行，挺立于抗疫第一线，救民于水火，体现仁德和合之民风，促进医药学从无间断的发展进步。又逢庚子屡遇灾祸，1900 年的战乱，清王朝丧权辱国；1960 年乙型肝炎的爆发流行，之后成常态化国民病；2020 年新冠肺炎全球大流行，至今阴霾未散。中华传统运气之学，天地人神一体，观象议病辨证，谨守病机有效防控，积累了丰富的经验。本次中医中药战疫于新冠肺炎普通型早中期，防治疫病，截断传播，扭转病情恶化趋势，在降低死亡率方面发挥了重要作用。目前世界卫生组织与国内外专家研判，2022 年冬季尚有“新冠”复燃之险。若应对不力，恐死亡率也会大幅度提高。因此认真总结经验，做好充分的准备，制定优化的方案，就能够在病例散发和小范围传播时以最快的速度、最低的成本加以控制，避免酿成大范围流行，使人们正常生活生产秩序得以保持，也把对经济社会发展的影响降到最低。

中医药学认为“时令不正，疫戾妄行”，重视人道顺天道的理念。天道的时空演化的理论模型是五运六气学说，古贤哲通过对天地人神气象物候的精细观察，以象为主体，观象议病辨证，归纳综合 60 年甲子周期中不同年份气运特征对人体健康疾病的影响。人们不仅要体察春夏秋冬四季四立二分二至的阴阳往复，还需要对年与年间演化规律做具体的分析诠解，将年与年气运的差异，作为防治疫病、遣药组方的具有指导意义的正纲顺道加以重视。面对大疫流行，遣药组方一定要具有前瞻性、全面性、系统性，综合多元素很重要。中医将“见肝之病，知肝传脾”“见肺之病，知肺传肝”等治未病的理念落到实处。关注全面思维，截断疾病传变的路线防止恶化，防与治、攻与守、扶正与祛邪都是同时进行的，既对立又关联是辩证的统一。

今年是庚子年，金运太过，肝木受邪。虽然上半年少阴君火相令，但肝木受克，故火无根，下半年在泉之气与年运相应再次加剧太过之金气，燥金从湿土化气又趋于寒，反而引寒湿内蕴。木主调达疏泄，若木气受克，过多的水饮必然会漫布心胸，甚至深入伏藏，危害机体，引发其他脏腑疾病，或寒湿疫再度流行。防控救治大疫不能仅仅依靠季节断病用药。譬如夏季气温升高而使其感染率上升而致死率则下降，多国夏季的寒湿疫数据可以反映新冠肺炎发病的状况。但其本质是把握气运抓住核心病机，要深入学用中国哲思的五运六气学说，观天地阴阳之象、万物生灵之象、健康疾病之象，象以立意，筑境扬神，其病机主在毒损肺络，是毛细气管与毛细血管肺泡损伤，外渗大量水饮病邪，造成氧合交换障碍，肺水肿继而胸腔积有大量黏液。治疗时谨守核心病机，目标朝向救治的疗效，维护生命，降低病死率至关重要。

王永炎

二十、整体观视角对中医方剂配伍的研究

21 世纪初叶，笔者承担了国家重点基础研究发展计划（973 计划，方剂关键科学问题的基础研究）与国家自然科学基金重大研究计划（中医药学几个关键问题的现代化研究），其中针对方剂配伍提出整体和谐效应假说“方剂的潜能蕴藏于整合之中，不同饮片、不同组分、不同化合物的不同配伍其有不同的效应。诠释多组分与多靶点的相关性，针对全息病证，融合对抗、补充、调节于一体，发挥增效减毒与减毒增效的和谐效应”。通过实验认识到“网络”，尤其多组学网络药理学与化学生物学的方法可能是一种符合中医整体论理念的新技术。

1. 多组分配伍的协同与加合效应

当今面对复杂性疾病的治疗，组合治疗已经大势所趋，但药物组合的原则却多囿于个人经验或零散的片言只语。中医学历经数千年的临床使用历史，形成了系统的方剂组方理论和原则，如基于结构与功能融合的“君臣佐使”和基于性味的“七情和合”理论。不同饮片、不同组分、不同化合物的不同配伍方式，不仅表现在方剂“大、小、奇、偶”等组成药味外在形式的差异，而且必然导致药理效应的悬殊。

黄芩苷、栀子苷和胆酸是清开灵注射液中的有效组分，其不同的配伍方式产生了不同的药理效应。笔者研究发现黄芩苷和栀子苷配伍在减少小鼠脑缺血体积上存在加合效应，而栀子苷和胆酸配伍却存在协同效应[1]。在基因表达层面发现其不同效应存在明显的差异性，协同效应时相关各组间重叠基因数量和协同组独特的基因数量均较加合效应时重叠基因数量和加合组独特基因数量明显减少。

2. 协同与加合效应中的对抗性药理机制分析

对抗性配伍效应，即针对病理环节产生了不同于但一组分所出现的调节效应，其作用具有明显的逆转性，其在调节方向上明显异于病理状态。如病理情况下是上调的基因，对抗效应产生时应该表达为下调，反之亦然。该对抗性配伍效应既可表现在协同的机制分析中，又可出现在加合效果的形成上。

对配伍中的对抗性配伍效应，可反映在多个组学层面的数据上，即使是一个组学的数据亦可表现在多个维度上。如笔者利用产生协同效应的基因表达谱数据分析发现栀子苷和胆酸联合分别出现了10个栀子苷对抗基因和1个胆酸对抗基因，4条栀子苷对抗通路（未能富集出胆酸对抗通路）[2]。

3. 协同与加合效应中的补充性原理分析

补充性配伍效应，即针对病理环节产生了异于所有单一组分所出现的不同效应，其作用靶点具有明显的新颖性，即出现了新的靶点或通路，且在作用强度上与单一组分组亦存在明显差异。该补充性配伍效应既可表现在协同机制构建中，又可出现在加合效应的形成上。

对配伍中的补充性配伍效应，可反映在多个组学层面的数据上，即使是一个组学的数据亦可表现在多个维度上。如笔者利用产生协同效应的基因表达谱数据分析发现栀子苷与胆酸协同时分别出现了5个补充基因和1条补充通路。

4. 协同与加合效应中的调节性原理分析

调节性配伍效应，即针对病理环节产生了明显的调节差异，虽然其作用范围与单一组分未见差异，但其作用强度上与单一组分存在差异。调节性配伍效应是对抗性配伍效应和补充性配伍效应产生的前提和基础，对抗性配伍效应和补充性配伍效应是调节性配伍逐步积累，由量变到质变的结果，是阶段性地药理整合结果。对抗性配伍效应和补充性配伍效应在整合程度上存在一定的差异，前者不同于部分组分所产生的效应，后者则不同于所用组分所产生的差异。

调节性配伍效应既可涌现出协同机制，又可形成加合效应。调节性配伍效应，可呈现出多个组学层面的数据上，即便是一个组学的数据亦可表现在多个维度上。笔者分析发现栀子苷与胆酸产生协同效应时分别出现了11个上调基因和22条调节通路。

5. 复杂效应药理学原理分析技术进展

网络药理学观念与技术的发展改变了传统的药理学思路，药理效应的原理性分析不应局限于已知的几个靶点上，而应该在全局和整体上分析靶点或通路谱的变化[3]以及靶点或通路谱之间的关系，因而相应技术的发展具有十分重要的意义和价值。

5.1 多通路依赖的比较分析（multiple-pathway-dependent comparison analysis，MPDCA）[4]

药理效应产生是源于多通路之间复杂的变换，其中既有通路之间水平的融合，又有通路之间垂直的融合。笔者应用 MPDCA 分析，在 Pathway Studio 和 KEGG 平台上分析了栀子苷与胆酸产生协同效应的通路水平融合机制。已知通路的框架下，协同效应的产生原理在于单一组分药理通路的水平融合，其显著影响的 9 条药理通路中 4 条药理通路来源于栀子苷组，1 条药理通路来源胆酸组，同时发现 4 条重叠通路（在 3 个组中均有影响），栀子苷对协同效应的贡献为 80%（4/5 通路）。已知通路的基础上，栀子苷组与胆酸协同的整体效应分析发现 13 条对抗通路和 4 条调节通路。

5.2 全局相似性系数（global similarity index，GSI）[1]

MPDCA 分析虽然可以实现通路变换的定性分析，但忽略了通路变化在程度或幅度上的差异性。为分析多通路定量变化，笔者应用 GSI 技术分析了栀子苷与胆酸产生协同效应和栀子苷与黄芩苷产生加合效应的 GSI 差异，发现协同效应时协同组与栀子苷和胆酸的 GSI 分别是 0.57 和 0.68，而加合效应时加合组与栀子苷和黄芩苷的 GSI 分别是 0.81 和 0.79，提示协同效应的整体变异大于加合效应。

5.3 基于网络节点变化的加合指数法（additive index，AI）[5]

GSI 技术虽然考虑了差异基因表达量的差异性，却未能评估不同节点的拓扑结构不同对网络或通路变化效应的影响。笔者应用 AI 技术分析了加合效应出现时与栀子苷和黄芩苷的通路变化，发现硫的代谢途径（sulfur metabolism pathway）的 AI 为 1，提示该通路完全不同于栀子苷和黄芩苷组的通路，而脊髓背角神经元的神经性疼痛信号（neuropathic pain signaling in dorsal horn neurons）的 AI 为 0.09，则提示该通路的加合度较低，其相关节点与栀子苷和黄芩苷组的通路基本相似。需要说明的是，虽然利用该方法分析的是加合效应中通路的变化，但该方法同样可以应用于其他效应的通路或网络变化。

6. 目前方剂配伍研究面临的困境与未来展望

6.1 药理网络与通路分析的困境

虽然笔者超越了单靶点的药理分析思路，从多个通路与网络的角度来重新审视方剂及其配伍的复杂药理机制，但必须面临诸多新的挑战。

不同网络与通路数据库的差异性导致分析结果的多样性。大数据时代产生了不同类型、不同构建目的的数据库，即使同一种类的数据库，由于数据来源、数据整合方式、数据标准的差异性，数据的存储量和数据的表达形式差异显著，因而对同一数据分析结果差异巨大。

通路的边界模糊性使通路之间的关系不清楚。由于目前对通路的边界界定缺乏统一的认识，导致多通路在聚合或分离时关系不确定，多条通路之间如何重叠和区分目前悬而未决。

通路调节中绝非单一的上调或下调，必然存在复杂的多种反馈调节机制，如负性调节子的正性作用[6]，但在单一的线性通路中难以解决这类问题。虽然单向的通路研究简化了复杂的网络调节机制，但生物的精细与智能调节形式同样会脱离人类的视线，人类真正理解生命和内外环境的调控机制将渐行渐远。

6.2 未来研究展望

方剂是历经数千年临床实践而凝练出来的具有中国文化特色的个体化治疗手段，在新的多组学时代和大数据的背景下，技术的进步已经为方剂的现代解析和创新发展提供了新的机遇，新的思路和理念的转变将极大地促进方剂配伍和谐效应的解析和方剂组学[7]的跨越发展。

（1）从靶点实体到靶点关系的转变。药物与靶点的构效关系已经成为药理机制分析和药物发现的主流思路，似乎必须在结构的蓝图和框架中才能寻找到通向成功的途径。近年来，“脏”的药物和多靶点药物的出现已经极大地动摇了经典的构效关系原理，越来越多的研究思路将逐渐转移到靶点之间的关系上，如已经有大量的研究将药物发现的重点放在蛋白与蛋白的关系而非一个蛋白上。

（2）从单一通路到多通路之间关系的转变。在一个网络中，通路之间必然存在多态性的关系，正是这种多态样性形成了网络的稳健性，进而维持着生物的稳态，构建了生物延续的基础。同样，其针对不同状态的重构，如对病理状态的干预作用，将对这种多样性进行整体性的重构，充分发挥对抗、补充和调节的多种作用，从而达到治疗疾病的目的。

（3）从网络的拓扑结构到网络的动态演变的转变。静态地分析一个网络的结构仅仅具有理论探索的意义，网络之间变化的内在性与必然性分析才是解构药理机制变化的门径。网络之间演变的途径、方式是破解方剂密码的必然途径，其演变轨迹是把握方剂内部生克制化的必由之路。

在东西方文明交流、融汇的新的历史时期，方剂配伍的系统研究和现代发展将是开打中华文明中维护生命智慧的密码，在“大一”与“小一”的交替与轮回中，遵循整体论指导下的多组学大数据的还原分析，融通意象思维与逻辑思维，当人类在网络的阴阳平衡时空转换中领悟到方剂配伍的和谐效应所蕴含的玄妙时，一定会窥见中华文明中的智慧之光。

参考文献：

[1] Liu J, Zhang Z J, Zhou C X, et al. Outcome-dependent global similarity analysis of imbalanced core signaling pathways in ischemic mouse hippocampus[J]. CNS Neurol Disord Drug Targets, 2012, 11(8): 1070.

[2] Liu J, Zhang C X, Zhou Z J, et al. Synergistic mechanism of gene expression and pathways between jasminoidin and ursodeoxycholic acid in treating focal cerebral ischemia-reperfusion injury[J]. CNS Neurosci Ther, 2012, 18(8): 674.

[3] Natoli G. From the beauty of genomic landscapes to the strength of transcriptional mechanisms[J]. Cell, 2016, 165: 18.

[4] Wang Z, Jing Z W, Zhou C X, et al. Fusion of core pathways reveals a horizontal synergistic mechanism underlying combination therapy[J]. Europ J Pharmacol, 2011, 667(1/3): 278.

[5] Zhang Y Y, Li H X, Chen Y Y, et al. Convergent and divergent pathways decoding hierarchical additive mechanisms in treating cerebral ischemia-reperfusion injury[J]. CNS Neurosci Ther, 2014, 20(3): 253.

[6] Lemmon M A, Freed D M, Schlessinger J, et al. The dark side of cell signaling: positive roles for negative regulators[J]. Cell, 2016, 164: 1172.

[7] Wang Z, Liu J, Cheng Y Y, et al. Fangjiomics: in search of effective and safe combination therapies[J]. J Clin Pharmacol, 2011, 51(8): 1132.

王永炎，王忠

二十一、老年脑健康与养生治未病

按照联合国公认的老年人口数量达到或超过总人口的10%，我国已经进入了老龄化时代。目前人口老龄化进程仍在加速，首要因素是平均期望寿命的增加，随着经济为主题的发展，公共卫生水平的进步，死亡模式转换为70岁以上人群占多数；再则是生育率的下降，2015年生育率暴跌或下降至需要维持人口规模的水平。虽然人们的寿命在延长，但在延长的寿命中老年人的健康状况是否同样得到了提高，抑或是老年人仍处于较差的健康状态下生活了更长的时间？在老龄化加速的社会，老年人的健康亟待关注。中国早在1999年就进入了老龄化社会，是较早进入老龄化社会的发展中国家，无疑对社会经济与文化带来了隐患，因此中国的老年人更需要关注，因为这将影响全球老龄化的进程。

1. 重视老年脑健康早期预防策略的实施

国际脑研究组织第四届神经科学大会把21世纪称为“脑的世纪”，脑健康是现代人健康的一部分。从认知心理学看，脑的健康是外部刺激与脑的反应过程和结果之间具有相对的一致性和维持着动态平衡，也是相对稳定的经验系统与不断变化着的社会现实之间的动态平衡。简言之，脑健康就是脑结构完整、正常及脑的基本功能，如认知、记忆等功能的完好，老年脑健康是老龄化社会中的一个问题。WHO于2002年发表的《积极老龄化》一文中指出：积极老龄化是强调老年人应以一种积极的态度生活，较多的参与社会活动，甚至有学者提出老年人应该参与工作从而提高其认知能力。积极老龄化的要素包括帮助老年人维持良好的身体健康、心理健康和社会适应能力，提高老年人的生活质量，希望帮助老年人实现无疾而终。老年脑健康是老年人拥有基本保障的基础，身体健康是前提，心理健康是核心内涵。老年人心理活动的过程是完整、协调一致，即认知、情感、意志、行为、人格完整和协调，能适应社会与社会保持同步。没有认知障碍、记忆障碍、语言障碍、执行能力障碍等失去社会适应能力的问题。

我在受聘北京师范大学期间，历经5年筹组了老年脑健康研究中心。张占军教授在完成博士后科研工作，在副高职任上获批培养博士，2009 年，中心成立，已建立了团结创新年富力强的学术团队，承担了北京“脑科学研究计划”的项目。经认真的调研分析，明确了老年脑健康早期预防的策略，实事求是地看，我国对于重大脑疾病“早期发现、早期干预”目标还差很远。尤其是阿尔茨海默病（AD）、卒中后痴呆（VD）、帕金森病（PD）的防治于全球医学界还处于探索阶段，尚无规范的防治方案，对老年脑健康仍然是严重的威胁，甚而是生命终结的病因之一。当前我国在健康体检时依然缺乏对脑健康尤其是大脑认知能力的检查评估，不能全面反映受检者的健康状况。对于老年群体，随着年龄增长，大脑神经元和树突的减少，脑血管微循环的病变，以及不良生活习惯，容易忽略养生保健。老年群体是城市、社区、农村乡镇的慢病发生和脑重大疾病的主要人群。因此，早期预防策略积极建立社区乡村防控体系，促进老年人脑健康，对推广“积极老龄化”有重要的现实意义。

今天的中国正处在农耕文明、工业文明和信息智能并行的时代，“墨子号”量子卫星发射成功使中国科技界从跟随者过渡到领跑者之一。单光量子不可分割，无须重复，为大数据整合非线性不确定性的治未病与辨证论治的临床研究拓宽了时空。联系到老年脑健康体检筛查的方案也必须从形态、功能、信息、应力多视角多元化综合性地检查。量表条目池的设计与影像学（FMR）的设计既有宏观性又关联细粒化的观察，资料分析重视科技与人文的结合；复杂性与可操作性的链接；通过“脑健康体检”，11 个城市数十个社区大尺度目标人群进行筛查。例如北京地区自 2009 年 10 月北师大老年脑健康研究中心组织部分临床医院，历时 18 个月的时间对 1130 位 60 岁以上的老年人进行了脑健康体检，共检出轻度认知障碍（MCI，以善忘及执行力下降为主）患者 149 人，发病率为 16.3%。根据筛查的结果可知：轻度认知障碍在北京地区具有高发率，在农村乡镇地区这一发病比例可能更高。MCI 处于 AD 发病的高风险期，所以减缓 AD 发病是干预疾病进展的黄金时段，这就给中医中药“治未病”提供了干预的机会，如能降低 MCI 转化为 AD 的概率，对轻度认知障碍即 MCI 早期的老年人积极采取脑保护和养生保健措施，对于克服这个时段老年人知晓率与就诊率低有重要的提示作用，对减轻社会经济负担及医疗费用，应对老龄化社会问题以及社会健康发展均有实用价值。

2. 养生治未病对老年脑健康的作用

世界各国各地区多数以经济建设为主题，优势是脱贫致富，物质生活不断提高，与此同时我们也需体会到追逐利益名位，社会价值观的异化，家庭的淡漠带给老年人的孤独、烦畏和焦虑。原于此，中国老人的养生理念也必须适应社会变化。总体要求是“守静笃”和“护元气”。首先从医师的视角当是以静代敬，理解和引导老年人的心理、情感、强化人文关怀。《素问·上古天真论》言：“恬淡虚无，真气从之，精神内守，病安从来。”虚无为何就能恬淡？恬则安适之，淡是平和平淡的心理状态，内守精神，静笃的“笃”表示高度的安宁。虚无尚能体现天道自然的一元和合，气的聚散有常，气行流转顺畅，气机升降无碍，故守静笃能护元气，人体减少生病。《素问·刺禁论》：“脑为髓之海，真气之所聚。”又《素问·刺法论》指出“气生于脑”，说明大脑高级神经为气聚所成。形立而神生，脑髓是神气在物质层面凝聚而成的形态结构。气具有物质与精神的双重属性。就脑健康早期干预设定为气、元气在精神层面的表现，即人的元神，人的心理，人的精神创造，人的伦理德行，人能够积极进取，能够明明德、致良知，也能克服烦畏、焦虑、抑郁等，可知气是太虚原象，神是气的理性凝聚，是生命的力量。在医学模式向生物—心理—社会转变过程中，对老年脑健康的早期干预策略不仅仅是物质层面，更应发挥中医学在精神心理层面的原创优势。

进入信息网络时代，发掘络脉、病络与络病也很重要。清代喻嘉言《医门法律·络脉论》指出：十二经脉，前贤论之详矣，而络脉则未之及，亦缺典矣。基于“营行脉中，卫气脉外”理论，血络为营血运行的载体，气络是卫气运行的载体，气络本原于脑髓，外周神经也是神气运行的通道。明代《人镜经》记述：“其脊中生髓，上至于脑，下至尾骶，其两附肋骨，每节两向皆有细络一道，内连腹中，与心肺系，五脏通。”所述“细络”显然是指从椎间孔发出的脊神经。清代刘思敬著《彻剩八编内镜·头面脏腑形色观》讲：“从膂髓出筋十三偶，各有细络旁分，无肤不及，其以皮肤接处，稍变似肤，始缘以引气入肤，充满周身，无弗达矣。”其上所言与解剖学组织学对周围神经的描述是相似的，可知气络与神经—内分泌—免疫网络高度一致。卫气的“温分肉、充皮肤、司开合、肥腠理”的卫外功能包括了人的先天、后天的免疫抗病能力。气络是元气运转流变的通道。气聚形立而神生，人的思维、心理、感知、理解与神相关，在精神层面气的理性凝聚通过气在物质层面生成的气络，传达机体的健康与疾病的各种信息，因此气络畅达，气机正常运行与脑健康是密切相关的，对于老年脑健康也十分重要《灵枢·天年》记有：“使道隧以长，基墙高似方，通调营卫……百岁乃得终。”并明示“失神者死，得神者生也”。

中医学的精髓是临床医学，治未病与辨证论治是原创的优势。老年脑健康早期预防措施应重视养生保健与治未病。清代曹庭栋所著《老老恒言》是一部养生学专著。对于老年群体养生贯彻“道贵自然”的思想。以“养静为摄生首务”，修心养性，清心寡欲。老子《道德经》指出“知足不辱，知止不殆，可以长久”。人的生活离不开衣食两端，唯食取称意衣取适体，节俭二字始终不可忘。怡心绪定心气，老人多事择人代劳，事后核其成可也。老人退休之后鼓励参加社会活动和力所能及的继续工作，但又必亲办者应毅然去做，若可姑置不能为者当决然置之，办之置之都可安心，勿要不办又不置终日往来萦怀而劳神必不可为。《灵枢·天年》：“人四十岁五脏六腑，十二经脉皆大盛以平定，腠理始疏，荣华颓落，发颇斑白，平盛不摇，故好坐；五十岁，肝气始衰，肝叶始薄，胆汁始减，目始不明。六十岁，心气始衰，苦忧悲，血气懈惰，故好卧；七十岁，脾气虚，皮肤枯。八十岁，肺气衰，魄离，故言善误。九十岁，肾气焦，四脏经脉空虚。百岁，五脏皆虚，神气皆去，形骸独居而终矣。”引述这段文字是古代人衰老的进程对现代人有参考价值，老年人应结合自身特点，养生宜顺应自然。老龄七十岁脾气虚弱，应调理脾胃，节制饮食是关键，宜少量多餐，味宜清淡，尤其是夏至以后，秋分以前，因外则暑阳仍炽，内则微阴初生，切勿进食肥甘厚味。老年还可以粥养脾胃，宜淡食以清火利水活络，如赤小豆、山楂、莲子一类的粥能有利五脏安和。人年五十岁肝气始衰又年逾四十阴气自半是生命转折进入老年前期，养生则顺应四时起居有常，轻松散步运动养生，散而不拘之谓，且行且立，又且立且行，须得一种闲暇自如的状态。《遵生八笺》：“凡行步时，不得与人语。欲语须住足，否则令人失气。”又《南华经》曰：水之性不杂则清，郁闭而不流，亦不能清，此养生之道也，散步所以养神。应该培养退休后的老年群体多参加适合自己爱好的体育活动。

治未病是中华民族国学国医中一个重要的理念，注重养生是前提、是基础，也是社会人群必需的养成教育的内容，好习俗应贯彻在人生的全程。从胚胎发生学看，胎儿未形成时首先是卵黄体滋蕴的脾胃，渐次与母体血循环连通后而成心脏，五官七窍、九窍、脏腑经络生成之后，最晚是脑髓神经系统生成，契合中医学形立而神生。由气聚首先形成脾胃，中央戊己土，以主中央辅四脏，然后是真气之所聚生脑髓，又“血气者，人之神”是生命的力量，就是理性凝聚的精神，是精神的体现，是精神的境界。

高概念的一个特征是复杂性与关联性的整合，虽然大脑神经网络的实证研究在积极探索中，以及脑重大疾病 AD、VD、PD 尚无确切的疗效与规范的防治方案，但目前中医学养神和治未病的研究仍具有一定的现实意义。

心之神发于目，肾之精发于耳;《道德经》曰:“五色令人目盲，五音令人耳聋，谓淆乱其耳目，即耗散其精神，试于观剧时可以验之。当以静默安坐，畅领声色之乐。”久视伤血、久卧伤气、久坐伤肉、久立伤骨、久行伤筋而老年人久坐久卧多难免除，则需导引诸法，随其坐卧行之导引，如八段锦、华佗五禽戏、婆罗门十二法、天竺按摩决等可以宣畅气血，舒展筋骸皆有益无损。老年易行之气功，入静意守，调顺呼政，扣齿咽津，有坐功、立功、卧功均须有气功师养生家指导，防止“出偏”。老年至七十岁古稀之后断性欲，可谓盛衰自然之遙《易传》“损”之爻辞曰:“室欲是也。”若犹未也，自然反成勉强，则损之又损，必至损年。重视调理脾胃，饱食后不得急行，急行则气逆，不但食物难化且致壅塞，所谓“浊气在上则生瞋胀”。饥时不能大声呼叫，缘腹空即气怯而复竭之，必伤脾胃。以五脏皆禀气于胃，诸气皆属于肺。还宜避受虚邪贼风伤人，窗隙门隙之风，其来甚微，然逼于隙而出，另有一种冷气，分外尖利视为贼风，譬之暗箭，中人不及防备，常是口僻的病因，老年当有防范。清代王清任著有《医林改错》，他于临床观察了中风先兆症，若结合症相配方煎药内服或辨证使用中成药祈望避免中风的发病。古代风科记有夏日北风、冬日南风，温凉因之顿异非时之风邪伤人最深，当添衣退避调养，以补救天时异象。

概言之，中医学养生治未病从理念到实践内容宏富，是总以自然与社会变化中调整自身的行为。“守静笃”“护元气”为指针，冀望筛查出轻度认知障碍的病人通过养生治未病的多种措施，病程停留在MCI的平台上，延缓AD与VD的发病，提高MCI的就诊率，经临床系统研究改善记忆语言障碍，保持或提高认知执行能力。

王永炎

二十二、认知功能损害的防与治

中医重传承"传"与"承"的概念略有不同。举凡是中医学涵盖的内容无分良莠，从医史学角度要全部"传"下来，"承"则是继承精华加以创新性发展，做有思想的研究，批判性的继承。论及防与治也当区别对待，"防"重在养生治未病，以维护正气在先为主；"治"则是把握证候时空界面施以汤、针、灸、膏摩、认知康复等，要谨守病机使病患停留在平台期，截断波动与下滑期。本节主要探讨的是认知障碍的防与治。阿尔茨海默病（Alzheimer's disease，AD）通常又被称为"老年性痴呆"或"失智症""认知症"，是由生理原因引起的认知或智能受损甚至丧失[1]，而轻度认知功能损害（mild cognitive impairment，MCI）是 AD 的早期高危阶段，主症是健忘，心理及日常生活能力无明显异常，具有临床表相。目前 AD 的临床有效干预有限，准确把握其临床前期即认知障碍阶段，做好社区早期筛查并积极预警应成为 AD 防治工作的重点。

1. 社区认知功能损害早期筛查的发病率与就诊率

轻度认知障碍是处于正常老化和痴呆之间的一种临床状态，这个阶段的个体存在与其年龄和文化背景不符的记忆、注意等高级认知功能障碍，以及精神及人格的改变，但日常生活能力完好，达不到 AD 的诊断标准[2]。国内外相关研究显示，老年人群中 MCI 患病率在 5% ~ 40%，MCI 患者 AD 转化率是正常老年人群的 5 ~ 6 倍[3]。早期干预 MCI，实施积极老龄化策略对于减轻国家医疗负担及整个社会的健康发展具有重要意义。然而当前我国公众对 MCI 的了解度普遍不足，多数老年人常把记忆力减退、执行功能降低等认知损伤误认为正常生理的自然衰退现象，从而失去了早期干预防治 AD 的黄金时期。

鉴于此，北京师范大学认知神经科学与学习国家重点实验室、北京师范大学老年脑健康研究中心针对我国已进入老龄化社会的现实，较早实施"积极老龄化"策略，自 2008 年启动北京老年脑健康计划（Beijing Aging Brain Rejuvenation Initiative，BABRI），与北京解放军总医院、首都医科大学附属天坛医院、宣武医院、中日友好医院、北京中医药大学东直门医院、中国中医科学院望京医院采取联动机制，在北京城区 31 家社区建立脑健康评估基地，2017 年又将该计划扩展至全国，与上海、青岛、包头、兰州、西宁等地的三甲医院统一脑健康评估规范，深入开展 MCI 风险筛查，与此同时将中医证候与认知评估紧密联系在一起。

经过 10 年的研究，BABRI 项目组取得了阶段性成果，发布了北京地区老年人群的 MCI 患病率为 15.7%，而该人群对 MCI 的知晓率与就诊率均很低，其就诊率仅有 14%[4]。同时研究通过流行病学特征分析，发现了多项认知老化的风险因素如脑血管疾病、高血压、糖尿病等，及保护因素如高教育程度、健康饮食、丰富闲暇活动等[5]。项目组通过功能磁共振成像（functional magnetic resonance imaging，fMRI）技术，发现大脑网络失连接是 MCI 的核心神经学特征，可以用于 MCI 诊断及 AD 早期预警[6]。此外项目组还致力于探究中医药在干预治疗认知障碍中的作用，将现代神经影像学的理论与方法引入中医学，将其与中医脑病理论相结合，研究中医证候分类与认知损伤特点和脑内神经网络的损伤模式的相关性，为阐释 AD 发病的中医病因病机、建立现代化的中医 AD 发病与诊断理论提供依据。

2. 轻度认知功能损害的症状学观察及病机分析

从整体观的范畴出发，对症状学做动态流转时空界面的体察，自然病程分 3 个阶段，即平台期、波动期、下滑期。AD 病程同样经历 3 个阶段性渐进呈梯形恶化的过程，且平台期一般较短，及病情恶化至波动期时好时坏，其认知、心理与适应社会能力受社会和家人照护陪伴相关，至 80 岁以上即老老阶段多持续性恶化进入下滑期。因此本团队首先关注的是平台期，设定在平台期的目的在于作早期预警干预，如果临床干预错过最佳时期，那么 AD 的控制难度会大大增加。

由于获得性认知损害和痴呆是一种渐进性持续性恶化的疾病，是一个世界性公共卫生的难题，虽然目前运用神经心理学及神经影像学等手段可以将其准确诊断及分型，但临床尚无针对性的规范化治疗。此时中医与中西医整合医学的优势便可以体现，通过辨证分类，未病先防，从而进行早期干预，防止或减缓向痴呆的发展。

依明清两代医家观察描述，呆病早期症见神情呆滞，反应迟钝，善忘失算，懒动少言，肢体沉重，舌质暗，脉见沉弦滑者多。此时段以认知、心理行为及日常生活能力等总体状态稳定为特征，其病症总属本虚标实，虚实相对平衡均态。根据 MCI 的概念及其临床表现，MCI 在中医学属“健忘”“善忘”等范畴，属于“呆病”前期，MCI 平台期个体认知、心理行为及日常生活能力等总体状态稳定。

课题组基于前人研究的基础上，提出了老年性痴呆的核心病机（图 22–1）为“肾虚—痰疲—酿毒—病络”[7]。据察象素以候为证，MCI 本虚以肾虚为主，又有肝肾阴精不足，脾肾阳气不足，阴损及阳至阴阳两虚三类，标实由于正气亏乏，络脉血滞循行不畅，以络阻为主，或由湿滞生成痰浊血瘀，总以病证早期，尚未酿成浊毒，无败坏形体，扰夺神明神机失用。若成毒浊则为波动期下滑期，所以毒邪存否是善忘与痴呆病机的分界线。而血管性疾病因素导致的认知障碍多发生于中风后，对于凡属中风病中经中络诊断者又未发复中，心理行为、日常生活能力尚好，早期给予中医药有效干预措施，多数能够稳定在平台期数年，若多次反复中风者内伤精气亏损，以气血反复逆乱于脑是关键，涉及肝脾肾，肝肾阴虚，脾肾阳虚，进而气血津液化源不足，运化力薄，难以上输布达，致使脑失清阳奉养，同时风火相煽、痰瘀互阻，酿成浊毒，败坏脑络脑髓，元神受损后灵机记忆顿失，焦虑抑郁并发，大脑功能全面下降。其病机演化导致平台、波动、下滑三期不规律交替更迭中，呈阶梯样恶化[8]。综上所述，MCI 的致病因素繁多，在不同时期、不同个体 MCI 病机侧重不同，相对应的治法治则亦不同。因此对于 MCI 患

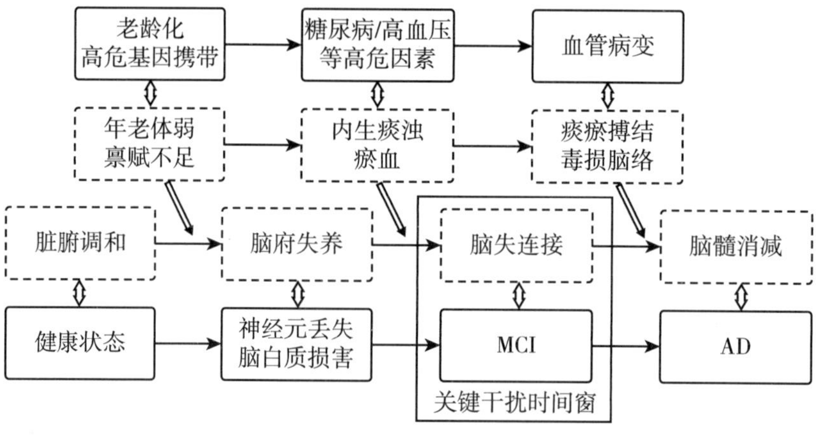

图 22–1　MCI 中医脑病病机

者总体应全面准确地把握其不同证候特点，找准干预的关键平台期，才能在患者个体治疗中给予针对性的方药治疗，发挥中医药在认知症早期防治的优势和特点。

3. 轻度认知障碍的证候分类及认知图谱研究

辨证论治是中医药学的基本原则及特色精髓，以“证”为核心，开展辨证的客观化、规范化研究一直是中医现代化研究的热点。该病病因病机复杂，历代医家根据不同病因病机及临床表现将该病分为不同证类，辨证论治；现代很多研究者也依据 MCI 的致病因素和病机演变规律，就 MCI 与中医证候关系进行了证候分类研究。但在目前中医临床研究和实践中，中医证候辨识和认知评估独立进行，且缺乏对 MCI 不同中医证类的脑腑病生理的特征性客观指标改变的观察与深入研究，如脑腑在致病因素作用下，不同证类的损伤特征如何？不同证类之间认知功能衰退的病理机制有无特异性？不同的损伤特征是否与 AD 的发生发展有关键的联系，是否能够辅助确定 MCI 的临床发展平台期的辨证施治？该领域的研究尚且阙如，是研究急需突破的瓶颈问题。

以证候要素为核心构建辨证新体系的研究是中医辨证规范化的重要内容，是探索和建立现代中医方法学的有效途径。证候要素包括病位要素和病性要素，是构成证候的基本要素。确定基本证候要素，是辨证立法、遣方用药的前提。传统中医辨证具有经验性、主观性和不确定性，不同的临床医师和研究者对疾病的认识及证候的辨识能力均存在差异，疗效判定无客观标准，在一定程度上限制了中医辨证论治体系在现代社会的应用及发展。应从证候要素入手进行中医辨证研究，从象开端，化繁为简，使辨证规范化，提高辨证结果的准确性和可重复性[9]。

基于此，北京师范大学老年脑健康研究中心设计编制了中医脑健康体征辨识量表，量表根据认知障碍的常见临床症状及相关行业标准为参考，构建“老年脑健康中医证候条目池”，主要涵盖主症、寒热、出汗、头身、二便、饮食、呼吸、睡眠、体征 9 个维度及多个症状变量。由专家进行对预试验受试者中医证候要素的判断，并对熵聚堆分类后各症状群进行辨证，作为老年脑健康证候要素的依据。利用向前逐步回归法，将各项四诊所得信息指标量化，将专家辨证判断作为因变量，将四诊指标作为自变量，引入回归方程，进行条目筛选并观察其诊断预测率。通过专家讨论将初筛后的条目进行复筛，构建量表初稿，最终投入社区队列测查，通过临床验证，形成老年脑健康中医证候量表。

该量表作为中医药临床有效性评价的工具体系，收集北京社区老人脑健康相关的详细症状、体征及舌象信息，进行量化及辨证分类，将 MCI 分类为肾精亏耗证、心脾不足证、痰浊扰心证、瘀血阻络证 4 种证候，同时评估包含记忆、注意、执行控制、视空间、言语与推理 6 个认知领域的损伤程度，运用不同的数学统计模型，计算验证认知功能与证候分类之间的关系是一对一、一对多或者多对一的关系，探索中医证候要素与认知水平的相关性，进而厘清不同证类的认知功能损伤特征，为中医证候分类提供客观信息支持。并结合多模态神经影像，如结构性磁共振成像（sMRI），功能磁共振成像（fMRI）和弥散张量成像（DTI）及正电子放射 PET 成像技术，发现和确立 MCI 的神经影像学特征，对 MCI 患者的中医证候分类与认知损伤特点和脑内神经网络的损伤模式，进行深入的相关研究，构建“中医证候—认知功能—神经影像”关联模型，为 MCI 向 AD 转化的预测、诊断、中医辨证及早期干预治疗疗效评价等方面的研究提供思路。

4. 轻度认知障碍的防治

目前国际上针对 MCI 的西药干预，大多沿用治疗 AD 的药物，主要有胆碱酯酶抑制剂、抗炎药、抗氧化剂、他汀类药物等[10]，但取得的临床疗效并不乐观。由于 AD 及 MCI 的发病机理是多因性、复杂性和综合性的，药物治疗的主要治疗目标是改善认知行为障碍，减缓疾病的进展，或在有可能的情况下防止或延缓疾病的发生。若错失 MCI 平台期干预的最佳时间窗，患者脑结构与功能损伤可能会达到难以逆转的程度。

中医治疗 MCI 有其独特的优势，在中医基础理论的指导下，四诊合参，辨证施治，因人而异。中医临床疗效的产生极为复杂，在科学层面上证明该干预措施有效，是对其开展研究，揭示该干预措施疗效机理的根据。国内学者在中医药干预 MCI 的临床和机制研究方面，进行了大量的探索工作。本团队[11-13]针对 MCI 平台期患者给予补肾益智、解毒通络法中药干预治疗，以先进的神经影像学技术为突破口，根据 MCI 的病机规律，以“补肾益智，解毒通络”法临床干预 MCI，从行为认知、神经影像不同层面综合评价中药复方治疗 MCI 的近期和远期疗效并探讨其作用机制，旨在转变中药复方疗效评价的方式，通过探索性研究中医药疗效评估方法，为解决未来世界的医学难题打开一扇窗户，能够让人们更加客观、直观地看到中医疗效，揭示其作用机理。结果发现参芪益智等中药复方可以改善 MCI 的整体认知功能、记忆功能和执行功能，并通过调节后扣带、楔前叶、颞叶、顶叶等关键的脑区的激活模式，优化脑网络结构，改善脑失连接，而达到治疗 MCI 的作用，不仅首次用可视化手段刻画出中药对大脑的调节机制，更重要的是拓展了治疗痴呆的传统中医药疗效评价的新途径，为中药复方药效评价的方法学提供了重要的研究范式。

对于与脑血管因素高度相关的血管性痴呆，肾精气虚、痰瘀互结、阻滞络脉为疾病发生的基础，临床治疗多以补肾活血、化痰通络为主。“九五”期间（1996 年）本团队承担了“血管性痴呆现代中医临床与基础研究”国家重点科技攻关课题，其中开展了益肾化浊法治疗血管性痴呆的临床观察探索性研究[14]。入组病例随机分为治疗组、药物对照组和安慰剂组。治疗组口服聪圣胶囊，对照组用西药双氢麦角碱加食用苦味素组成。实验结果发现聪圣组总有效率明显高于其他两组；治疗组与对照组两组的认知、记忆、语言、视空间技能总积分较治疗前显著提高；两组的社会活动能力、情感个性、日常生活能力总积分较治疗前显著降低。可见聪圣组优于西药对照组与安慰剂组。综上所述，益肾化浊方药对老年期血管性痴呆的早期阶段具有较为肯定的疗效，现已成为血管性痴呆平台期疗效明确的临床路径推荐药物。

中医药学是个伟大宝库，应对世界医学难题，未来探寻的视野可以更多地聚焦关注在中医药学上，从早期识别到防治方法，均可从中汲取养料，得以启示。中医诊断疾病的信息来源为四诊——望、闻、问、切，如何借鉴四诊内容助力认知症的早期诊断，是一个值得深入挖掘的课题。如以望诊为切入点，《难经》云“望而知之谓之神”，作为四诊之首，望诊内容丰富，通过观察人的外在形体、精神状态、面色舌象等表征，推断内在脏腑气血阴阳变化。未来可结合现代医学影像和图像分析技术，通过局部面色、舌象特点、微循环变化、局部温度改变等信息，寻找认知症早期的望诊规律性特征，应用于临床诊断与识别中。在认知症的早期防治方面，因中医治疗方式多样，内容丰富，除中药外，还有针灸按摩、气功导引、药膳、情志疗法、功能锻炼等多种治疗方法，此外还可中西医结合进行综合治疗，故作为研究者应打破桎梏，广开思路，作为临床医生应灵活择取，随证应用。

除了对认知症病人积极的医学干预外，人文关怀与心理照护也是医学精神本质的诠释与诉求，与患者进行良好的沟通与关怀有利于病人疾病的治愈与延缓。自 20 世纪 80 年代，瑞典、日本、美国等针对血管性痴呆患者创建了以居家为主的护理模式，又与充分利用社会福利机构的养老院和护理院相结合，发展公寓式服务。我国的社区服务尚处于早期发展阶段，朝向家庭护理、老年护理、日间护理等多样化形式发展。目前有关认知障碍的康复机构有 575 家，床位 11 万张，由护士、老年病学、神经病学、精神病学医师共同承担患者的医疗服务评估[15]。1998 年首都医科大学宣武医院设立了特别的专科病房，建有康复治疗科、社区服务科等治疗护理系统，配备特殊训练的专业人才团队，有特定的规章制度及训练程序，使认知症患者群体得到了系统化、规范化的治疗与护理。

对于 MCI 平台期的家庭护理，平等的沟通与亲切的陪伴是最重要的事。MCI 老人对事物的理解和认知能力差了，面对未知事物或想说又记不起来时容易焦虑，照料者要耐心，切勿责怪；与老人沟通时宜俯身或坐位保持平视，照顾老人的感受；在与老人发生矛盾时，态度保持和蔼，不要期待甚至强迫他改变习惯；平台期老人已存在认知损伤，极度缺乏安全感，容易产生畏惧、害怕心理，此时最需要的是陪伴，照料者应加以抚慰。对处于 MCI 平台期心理日常生活能力尚好，能够适应社会的老人，可以鼓励其参加社区歌颂、棋牌、书画等文娱项目；在家读书看电视时多选择与老人阅历相关的内容，可以让其复述往事，也是一种记忆的训练。综观养生治未病的理念是动静结合，松与静要适当，诸如散步、静默、坐忘、心斋能够做到的老人，对于净化心灵，维护平台期的稳定都有益处。

中医药学在社区认知障碍平台期的防治具有独特、不可替代的优势，在当今临床应用中具有广阔前景。传统中医药以天地人整体观认识生命和疾病，“以人为本”“天人合德”，人文医学并举，心理生理同调，是现代医学需要思考并借鉴融合的。尤其在应对重大慢病防治的挑战中，更需继承创新，把握疾病的平台期这一关键治疗窗口，让中医药为促进人类健康发挥积极作用，提升全民脑健康水平。

参考文献：

［1］凯瑟琳·麦金尼斯—迪特里克．老年社会工作：生理、心理及社会方面的评估与干预［M］.2 版．隋玉杰译．北京：中国人民大学出版社，2017：8.

［2］Petersen It C. Mild cognitive impairment as a diagnostic entity［J］. Journal of internal medicine，2004，256（3）：183–194.

［3］Petersen R C. Mild cognitive impairment［J］. The New England Journal of Medicine，2011，364：2227–2234.

［4］陈姚静，徐凯，杨财水，等．优雅地老去：北京 BABRI 老年脑健康计划［J］．中国科学：生命科学，2018，48（7）：721–734.

［5］Li X，Ma C，Zhang J，et al. Prevalence of and potential risk factors for mild cognitive impairment in community–dwelling residents of Beijing［J］. J Am Geriatr Soc，2013，61：2111–2119.

［6］Wang L，Li H，Liang Y，et al. Amnestic mild cognitive impairment：topological reorganization of the default–mode network［J］. Radiology，2013，268：501–514.

［7］张占军，王永炎．肾虚—痰瘀—酿毒—病络—中医对老年性痴呆早期发病病机认识［J］．中国中医基础医学杂志，2015，21（3）：244–246.

［8］王永炎，张伯礼．血管性痴呆现代中医临床与研究［M］．北京：人民卫生出版社，2003：120–123.

［9］张志斌，王永炎．辨证方法新体系的建立［J］．北京中医药大学学报，2005，28（1）：1–3.

［10］中华医学会神经病学分会痴呆与认知障碍学组协作组中国阿尔茨海默病协会．中国痴呆与认知障碍诊治指南：轻度认知障碍的诊断和治疗［J］．中华医学杂志，2010，90（41）：2887–2893.

［11］Zhang J，Liu Z，Zhang H，et al. A Two–Year Treatment of Amnestic Mild Cognitive Impairment using a Compound Chinese Medicine! A Placebo Controlled Randomized Trail［J］. Sci Rep，2016，6：8982.

［12］Zhang J，Wang Z，Xu S，et al. The effects of CCRC on cognition and brain activity in aMCI patients：a pilot placebo controlled BOLD fMRI study［J］. Curr Alzheimer Res，2014，11（5）：484–493.

［13］Zhang J，Xu K，Wei D，et al. The Effects of Bushen Capsule on Episodic Memory in Amnestic Mild Cognitive Impairment Patients：A Pilot Placebo Controlled fMRI Study［J］. J Alzheimers Dis，2015，46（3）：665–676.

［14］张伯礼，王永炎，张允岭，等.血管性痴呆临床和实验研究［J］.医学研究通讯，2003，32（6）：24–25.

［15］陈瑾，倪朝民，陈进.社区康复对脑卒中患者运动功能和日常生活活动能力的影响［J］.中国康复医学杂志，2008，23（4）：322–324.

王永炎，张占军

二十三、新征程中医药临床医学的创新

1. 对中华民族文明的传统从理念上正确认知和理解至关重要

在世界文明多元化的前提下，中华民族文明是唯一未曾断裂一脉相承既古老又年轻的文明；中医药是唯一全面系统传承至今的医药学。传统文化在超强博采中已体现出强韧的生命力，中华民族文明的复兴是必然的。所谓传统，不仅是过去而是一种运动，一种存在，连接过去、今天、未来的历史流程。中华文明没有过断裂，也不是跳跃式的发展，而是承接、渐进，它秉持人类优秀的创造，又不断吸纳新的文化养分和科技成就，自我完善学科体系。例如，20 世纪国学国医大师章太炎先生提出："中医之成绩，医案最著。"上千种的古今医案是明医诊治疾病活生生的历史记录，经梳理归类运用大数据技术发掘，运用激活数据学有望提供诠证治未病与辨证论治理法方药关联的证据；再如 1992 年的循证医学与 2001 年叙事医学新学科引入中医药临床医学，从科技与人文精神上都产生了积极效应。

中华民族文明辉煌与暗淡的历史说明一个真理，必须与时俱进。汉代的"文景之治"、盛唐的"贞观之治"带来的是民富国强；也有过南北朝与五代十国的战乱经济滞后生灵涂炭的时期。然而无论是战乱还是疫病流行，城乡医生们挺身而出，疗伤治病，防控疫情，救民于水火，维护着国家民族繁衍的同时，为医药学术的进步做出了无私的奉献，居功至伟！代有传人或亲炙带徒，或学派书院培养，医学教育薪火相传，临床积淀丰厚，医药学著作阐释了理论基础，鲜活的临床积累的经验传给后学，医事药事制度日臻完备，可谓至美至幻。

中华文明在诸种文明的冲撞中，审视自己，扬弃完全过时的东西，将原创思维与原创优势继承下去，坚持天人合一的宇宙观，和而不同的终极理想，自强不息的民族特质，厚德载物善于吸纳一切外来文化的精华。回首 20 世纪主客二元论还原分析居于主流位置，中医药学科事业的发展，虽有党和国家中西医并重的政策，国家领导人的关怀鼓励支持，我和学长们为中医药学科的基础建设做了些许工作，评职称、评奖、学位授权、医疗事

故鉴定、中成新药审评等，在中医药谋发展的路上尚有许多“难为”的事情。当今中华民族的伟大复兴带来了中医药前所未有的良好机遇。理念是学科建设的支柱，理念转换成力量，对中华传统文明要有正确的认知和理解，“诚”“敬”二字就能铸就国人的灵魂。我和学长们也已八旬以上自当老骥伏枥，唯一重要的是为青年中医学人营造宽松的学术环境，尽一分力量。

2. 人才培养的重点是具有创新生命力的学科带头人和建设团结和谐求实创新的学术团队

晚近中医药学术界经认真评选出 99 名岐黄学者，我和学长们为之振奋。一定要把创新放在第一位，主要是科学技术方面的创新，临床实践方法学的创新，继承基础上的创新，人才制度上的创新。首先说科技是国之利器，经济发展需要“创新驱动”，国家赖之以强，人民生活赖之以富足。缘于此，创新能力愈发成为综合国力与国际竞争的关键所在。中医药学的临床诊疗实践要面向社会、面向未来、面向国际，鼎新带动革故，年轻的中医师要补好国学课业，同时学懂用好循证医学与叙事医学，通过大量临床诊疗经验的积累，遵循基于疗效证据的方法学对于中医药优势病种获取国之需、民之用，具有学术影响力的共识疗效，为人类健康事业做一份有意义、有力度、有实用价值的工作。回顾 2009 年甲型 H1N1 流感的流行，中医专家们设计使用的金花清感标准汤剂，一份循证证据防控治疗有效的临床实验报告论文发表之后媒体传播，世界卫生组织的推荐应用，确是有国际影响的标志性成果。中医药学临床要重视基础研究与新药研发，形而上的国学哲理与形而下的诊疗规范，前者是“道”，后者是“术”，道与术互融、相辅相成提炼理法反馈临证才能提高疗效。科学技术是第一生产力，发表论文往抽屉里一放，它不会是生产力，要讲产学研结合，鼓励科研院所、大学的医院面向企业，重视药品研发，培养为企业工作的博士后人才。经典名方与证候类中成药研发面对的是复方与证候两个相互关联的复杂系统，要与时俱进培养或引进结构生物学与合成生物学、化学生物学与生物化学整合的人才，从复方药物的结构、功能、信息、应力多元化多视角做药效毒理质控的研究。

有鉴于中医临床专业人才培养一般需要较长过程，为国医大师、名师做好传承博士后的在站教育工作非常重要。出成果、总结大师们的临床学验撰成论著固然是必须完成的业绩，更为重要的是培养创造性思维具有原发创生性的学科领军人才的后备力量。鉴于此，创造力确实需要知识的积累和宏富的临床经验，除了这些还需要什么？爱因斯坦说过“我没有特殊的天赋，我只是极度好奇”“想象力比知识更重要”。老子《道德经》讲原发创生性本真的我“复归于婴儿”，这是象思维中国人的智慧，大象无形、大音无声，宇宙星空给予了我们想象充分的时空。儒释道构成了国学的体系，儒学仁德礼义是社会主流意识，学科带头人应敞开仁德的胸怀，秉持开放的姿态，引领学术团队，充分吸纳东西方一切文化精华，敬业、团结、勤勉治学执业。礼之用，和为贵，君子和而不同，维护和谐善于处理人际关系，走出一条中医药学人自主创新的路。

3. 与时俱进临床诊疗实践和名家医案运用大数据技术梳理发掘，诠释理法方药取得共识疗效

2019 年 3 月 13 日，中国中医科学院获批准成立了中国中医药循证医学研究中心，邀请前世界卫生组织总干事陈冯富珍参加揭牌仪式，它象征着中医药学界要面向世界以高级别的循证证据的共识疗效为人类造福祉。同时进入到高概念大数据技术时代，上千种古今名家医案是宝贵的数据资料，运用激活数据学将数据之“大”转换为“活”的大数据，数据背后隐匿着混沌，而混沌不是混乱的、无序的、无用的，它符合道法自然的哲学思维，有望转化为治未病与辨证论治理法方药的证据。中医药学界较为普遍地对于信息智能两化融合尚处于认知学习的阶段。21 世纪兴起的叙事医学在我国刚刚起步，医护要以中和仁义的医德医风，尊重疾病的故事，在场聆听患者的苦痛，以归属感同理心，感同身受而后写故事，将医学与文学美学结合书写平行病历。目的是从心灵情绪上对抗疾苦，鼓励死由向生的觉悟，积极面对生活去完成未竟的事业。我们应以“大医精诚”的理念重新审视和运用医学伦理与心理学，以及理化生物设备制作常模参与临床疗效的评价。

医学是人学，以人为本无分中医与西医，也无分传统与现代，是一门科学定律与人文准则整合的学问。医学的本质是研究人的生命，医疗的功能是死由向生的和缓与减轻患者的痛苦，尽享天年。为此临床诊疗实践要体现科学与人文的融合，要重视复杂性与关联性研究，还要对描述性研究与系统性研究予以合理的位置。寻着这条技术路线去做临床研究，首先是中医学人要有信仰，有信仰才有自信，有自信才有自觉，提高文化自觉性是中医临床医学进步的动力。回首百年的中医史，我和学长们经历了中医是旧医封建的、不科学的要取缔纷争的尾声余波，前辈师长们竭蹶奋争而谋生存；中华人民共和国成立初期是改造中医，要短期进修西医考试合格才能执业；20 世纪 80 年代，西医被称为现代医学，中医是传统医学，政策上是团结中西医，吾辈中医学人于社会学术界仍处于中医是否属于科学的纷争之中，身居非主流医学的地位；1988 年正式成立了国家中医药管理局，改革开放后才有了中西医并重传承发展中医药事业政策的出台。学长们和我的学生们从来不反对接受西医专科训练，首届大本六年制的毕业生百余名没有改行的人，是能与西医对话会诊的高级中医师。“读经典、做临床、参名师”，坚持在临床诊治中能中不西、先中后西视疾病属性与病情需要中医西医结合诊治。熟读一本案头书，早临床、多临床，下农村、牧区、工矿造就了我们坚定地热爱中医药学的信念，随着事业的发展，不断提高忠诚中医药学的自觉性。

中医临床研究对于设定与随机、必然与偶然，以非线性不确定性的数据，展现天道自然一体的混沌运动，大自然和人类社会许多数据其实就是一种没有周期性次序的混沌，激活数据学基于复杂系统理论及混沌研究的关于大数据的技术，数据在搜索、融合、激活与碰撞状态下，某一个临界点的扰动必然会导致某种全局性的后果。活的大数据才有生命力，与道通为一的中医基础理论的始源一元和合息息相通，契合复杂系统性脉因证治的临床研究实践。自从“墨子号”量子卫星发射成功，单光量子不可分割，量子态无须重复，动摇了“只有”可重复、可复制才科学的理念，只有这个被颠覆动摇了，才为中医药学基础与临床研究打开了一扇窗，拓宽了时空。

任何一项临床实验绝非一人可以完成，从凝练科学问题设计方案与技术路线，组织临床观察，适时调整计划乃至预期结果的评价等，都要靠团结进取的学术团队。课题组长、项目首席要秉持国学以“敬、恕、和”对待团队的每个成员。“敬”是虔诚，“和”是目的，“恕”是关键，要平等对待每个成员，要善于调解矛盾，团结就是力量。团队的每个成员都应具有为团队修身、为事业出力的品德。在科研院所与教学研究型的高校要切实办好博士后科研流动站，博士在站工作是一个多学科、多层级人才组成的小组一起工作，要吸纳邀聘相关学科的专家，要鼓励与国际合作设站，既需要专业人才，又通过交叉学科的训练提高技能。我从 21 世纪开始在北京师范大学招收了农学、生物学、化学、教育学、心理学、经济学的博士进站工作，开展老年脑健康与脑病的研究，这有利于信息收集整合，能开阔视野并落实到中医学自身规律与方法学的研究方面，重视提炼共识疗效以国际标准为参照系，规范标准渐次修订量表和术语集，建设能体现国际水准的知识库。国际标准是通行世界的语言，为推进行业治理现代化，面向未来走向世界多做有现实意义的工作。

王永炎

二十四、传统文化与现代文明结合提高文化自觉

中医药学是中华文明的瑰宝，是在中国哲学和传统文化的基础上形成，吸取了现代科技文明的精髓，体现出创造性继承和创新性发展的特性。中医药学历经五千年仍葆青春，关键在于中医学人的文化自觉。中华传统文化产生于农耕文明，存活于民间，也存活在民族之中。史前的河图洛书与负阴抱阳的太极图是古代哲学与科学的根基，强调“一元和合”“尚一”“尚同”。中医中药“治未病”、辨证论治是临床医学的核心，数以千计的名家医案是中医师们活生生的诊疗记录，国学哲理与临床经验一直支撑着学科框架的更新。历史证实，中医药学为民族繁衍发挥了重大作用，故虽有近百年的中西纷争，在人民的拥戴下中医药依然挺立于世界医药学之林。这些源于中医学人对传统文化精神的继承，对中医药学的理论和实践的领悟和发扬，也源于中医学人汲取现代科技文明的精华，应用于中医药继承创新，强调我主人随的文化自觉[1]。

中医药是全世界唯一全面系统传承下来的传统医药学，系统的传承离不开完整地继承和持续的创新。继承是基础，创新是归宿，中医药的创新主要看能否回应时代的需求和挑战，一脉相承的传统文化同现代科技、现代生活、现代精神相结合，有利于大卫生大健康的需求。2011 年，我国城市人口首次历史性地超过农村人口，沿袭数千年的乡土社会向城市社会转化，社会发展由农耕文明向工业文明过渡，并且信息智能科技已不断融入社会。医药卫生方面既需要满足农村乡镇的需求，又要建设现代意义的城市社区，同时需要填补我国全科医学的短板。中医在农村原来没有严格的分科，现在需要回归到以多种技能为乡民疗伤治病。我国已进入老龄化社会，人口存量下降，而人力资源是核心竞争力，故实施积极的老龄化政策也成了医学研究的主题之一。同时，现代科技和发展拓宽了对中医药学的研究时空，大数据时代的到来[2]，从理念、技术、装备等方面丰富了中医的学科属性。国家大数据重点实验室提出了激活数据学，把大数据之“大”发掘为“活”的数据，如中医医案与非对照的临床疗效观察报告，大量非线性的数据背后隐藏着

混沌，但混沌并非混乱、无序、无用，经梳理、挖掘可以诠证辨证论治理、法、方、药的实践价值，激活数据学应用的新技术可开启数字文明新纪元。近年量子卫星的发射成功揭示了单光量子不可分割，量子态无须重复，动摇了主客二元“只有”可重复、可复制才是科学的理念，为中医个体化诊疗的科学性打开了一扇窗。然而目前仍然存在一些问题，如中医学人对高概念大数据时代的信息学习普遍不足、对于信息智能融入尚处于认知学习阶段等。

中医药学的学科发展离不开国学哲理的指引和临床经验的积累，一则是“道”，一则是“术”，“道”与“术”两者相辅相成，殊途同归。中医药学的诊治最重视怡神养性，道生一，一生二，二数神，“二”者即阴阳，《素问·阴阳应象大论》曰：“阴阳者，天地之道也，万物之纲纪，变化之父母，生杀之本始，神明之府也，治病必求于本。”神明即后世所称的“元神”，怡神养性，将生命消融在大自然的天地境界，去适应自然与社会的变化，推动生、长、化、收、藏的生理平衡，是“道”的哲理层面。具体到养生延年和诊治疾病，总体要求是“怡情志，调升降，顾润燥，纳化常”[3]，方法手段多种多样，如导引、吐纳、针灸、膏摩等。在当今社会价值观异化、利益驱动、世事复杂的状况下，养生强调“守静笃”而“护正气”，倡导动静结合。每天抽用一定时间入静、坐忘、心斋以缓解紧张烦劳的情绪，重视节制饮食与气化功能。“出入废则神机化灭，升降息则气立孤危”，通过调升降与顾润燥，顺应气候、物候等变化，节制饮食，适宜运动等方式以维护人体气化功能，正常可概括为“纳化常”。

传统文化重在“道”的修养，“民为邦本，本固邦宁”“礼之用，和为贵”均是大道，是中华文化的核心。医学是人学，医学生的教育应先成“仁”而后成为医务工作者，“仁德”是生命的力量，是社会的规范，也是人文的准则。医学领域的学科带头人必须胸怀“仁德”，善于团结、包容并认真听取不同的意见，以身作则，才有可能形成一支开放、进取、创新的团队。传统文化《易经》的精髓强调“日新更日新”，要与时俱进、实事求是、精益求精、自强不息，将易、数、象赋予新时代的内涵，将仁、义、礼、智、信作为当今社会主义新时期应有的学养。传统文化向现代文化的转化也要注重传播手段的现代化，包括电字、网络、人工智能等，让下一代能传递和继承；还要同现代生活方式相适应。当今家庭的结构、育儿的方式与过去相比都有变化，可以说文化的内涵已渗透到社会生活的各方面，因此，传统文化还要在民间传承，将民俗文化与家庭文化结合。要重视源头历史，厘清中华民族的根本，接续民族精神的命脉。我们要坚守中医学文化姓“中”，不姓“西”，要以我为主，我主人随，同时要积极吸纳融汇外来的现代文明，才能自立于世界之林。

叙事医学诞生于21世纪信息智能融合及高概念大数据技术时代的背景下，而我们正面对全球性医疗卫生伦理道德的淡化与医患关系紧张的现状。科技成果推动着诊疗技术的进步，反而出现某些医生的傲慢冷漠，而医学是人学，本质是在讲述维护生命，尊重疾病的故事，感同身受的同理心、归属感则是叙事医学的真谛。中医学根植于国学文化的土壤中，形与神俱，形立神生，心身合一，形神兼养，体现的是知—情—意的心理过程。医务工作者需要完善修养，更须强调人文关怀，以人为中心，坚守仁爱，虔诚品行，建设情感—道德共同体[4]。

直面社会生活的多元化需要文化自觉，中医学科建设亦必须适应多元化、多层次的发展，处理好东、西方文化及两种医学之间差异与融合的矛盾。

华夏文明出于农耕文化，重视家族血缘，强调天人合一的宇宙观、和而不同的终极理想，自强不息，义利事功，求真储善，厚德载物，善于吸纳外来的文化科技成果。西方文明产生于工商业、重视契约法制的环境下，提倡自由奋斗。应将东、西方文化整合，洋为中用，古为今用，今为我用，综合集成。共同树立文化自觉，强化自信，需要有“自知之明”。明晰中医药学科的始源、发展、衍化的过程，掌握其所具有的特征和未来发展的趋势“自知之明”是要加强对文化整合转型的自主能力，使中医药文化能够适应大健康、大卫生新环境的需求。有“自知之明”才有自信，有自信才能繁荣发展，实现人文为科学奠基，科学促进人文的进步。我们强调中医药学人要提高文化自觉，倡导敢于担当为社会服务，团结包容，建设好开放创新的学术团队；以道通为一、“无、朴”纯素的精神，顺应自然，合乎规律地造福民生。既要以传统文化审视中医药学的生命力，又必须与现代科技文明相结合，从东西方学科差异与融合的大背景看，中医与西医的整合是历史必然。中医学处于高概念大数据时代，学科知识技能正在进步，以辨证论治的疗效带动学科框架的更新才能进一步完善医学体系。

中医药学是打开中华文明宝库的钥匙，它吸取了传统文明的哲学内涵，并在新时代与现代科技和西方文明相整合。中医学人需拥有文化自觉，用中医原创思维，以新图变，变中图强，我主人随，在继承中华传统文化的精髓和中医药学宝贵的知识财富的基础上，利用现代科技继续持之以恒地发展、创造、创新。

参考文献：

[1] 王永炎 . 发展中医药学应有文化自觉 [N]. 人民日报，2015-06-03（16）.

[2] 张华敏，王永炎 . 高概念特征与中医学 [J]. 环球中医药，2018，11（5）：641-644.

[3] 刘喜明 . 国医大师路志正学术思想初探 [J]. 中医学报，2013，28（2）：193-195.

[4] 杨秋莉，王永炎 . 叙事医学与中医学的人文关怀 [J]. 现代中医临床，2015，22（2）：1-3.

王永炎，张华敏，纪鑫毓，王燕平

二十五、人文精神在信息智能时代的价值观

从事中医药学基础理论研究需要重视国学哲理与临床实践的整合，前者是形而上学的“道”，后者是形下学的“术”，道与术相辅相成而殊途同归。当今，中华民族的伟大复兴对回归重振中医药学带来了前所未有的良好机遇，国医国药的始源是史前期河图洛书与负阴抱阳太极图一元和合的哲思贯穿的“气—阴阳五行”学说，古代哲学、科学指引着作为“人学”的中医药学的进化发展，进入今天信息智能两化融合的新时代，中医学人深化学习国学，强化人文精神，适应高概念大数据时代的需求，敞开仁德胸怀吸纳东西方文化的精髓，树立敬业求仁求道爱国富强的价值观，营造独立之精神自由之思想和谐开放团结创新的学术氛围，重塑信仰，走出一条中医药学人自己的路。

我们是在科学技术与人文精神矛盾争斗的背景下，走进新时代的。生物科技克隆多利羊、人工智能机器人、5G智能手机对人类社会的影响，引发社会学术界热议，甚而出现躁扰不安。个人所受的文化教育，超越了家庭、学校、社区甚至国家和地区，通过网络而变成全球性的。若如此名副其实的融合，人类可能合成为单一的大脑、个人、国家、地区、民族等变成其中一个复杂的神经元，光纤和天空将取代神经轴索。今日世界已出现这种大趋势，那么人的根本性、独立性、主体性将可能出现人类社会与东方人文精神的隔离。当然还需要时空的转换，会有漫长的过渡期，当今更重要的是人类文明信仰的重塑。不同时代的思想文化总是既有取代亦复交融的演变模式，我们确信人类的文明必须对自己负责任，我们的观点是继承儒道互补“仁德纯素”整合西方人本主义，包括认知、信息、智能，每一个体需要强化自觉去收获生命的智慧，坚持人文精神给科技文明赋予能量。历史常常在悖论中变革，世事总是乐观与悲观交叉进行的。

人文精神的对面是科技精神，科学理论以数学为基础，追求客观，从西方文化产生出来，发展至今已经脱胎换骨。有学者提出人类的进化，包括现代科技所出发的进化是不可遏制的，它必然会颠覆“人文精神”，也就是改变它们的本能、个性和基本欲望。华夏文明的内涵——天人合一的宇

宙观，天、道、自然一体；和而不同和谐社会的终极理想；自强不息的民族特质；厚德载物善于吸收容纳外来文化与科技成果。核心是敬业和诚信，“敬”“诚”两个字就能铸就中华民族人文精神的灵魂。求真与求异互融，储善与立命互动；富强、和谐、民主与自由、公正、法制结合构成中国特色社会主义的核心价值观。当我们走进新时代时，正是想走出一条中国人自己的路。过去的社会是互助的，今天却是更激烈的竞争，家族血缘和友善的淡化；享受自然，过分失去了人的自然化；文艺上你情我爱的作品充斥；教育上孩子从进入幼儿园始，家长就说“不要输在起跑线上”。西方的富人一方面拼命挣钱，一方面拼命节俭，祈望上天堂。我们面对挣钱花钱的世俗，亟须重塑信仰，譬如，清代张謇儒士 41 岁才中状元，此后辞官创办大生纱厂，历经磨难建成当时第一大企业集团，并且重视教育创办师范大、中、小学。践行儒家“君子喻于义”求仁求道，生活俭朴艰苦创业是儒商典范“人民有信仰，民族有希望，国家有未来”。重铸信仰，克服谄媚世俗化，现实是有些人只追求利益，缺少“魂”，魂就是文明。

学习哲学，确信历史常常总是在悖论中行进的。汉朝的“文景之治”，唐朝的“贞观之治”，均在战乱之后减轻赋税、劳役，予民休养生息而后强国富民；明清时期中国商品市场萌芽，晋商、徽商兴起，后因闭关锁国遭受列强侵略丧权辱国、民遭涂炭；中国革命从农村发动，穷则思变；改革开放四个现代化与韬光养晦并行，取得了伟大成就；联想到智能机械人普遍化将会对人类生存状态与社会结构发生剧烈的冲击震荡是肯定的，而从根本上否定人文精神无疑是悖论。回顾历史，人文精神与中国新儒学派和西方的文艺复兴相关，魏晋南北朝 400 年战乱之后迎来的盛唐文化，五代破损后出现宋代新儒学，文艺复兴重建以人为本的罗马希腊文明，人本主义对神本主义具有强大的根本性颠覆以及无穷的发展潜力。中国辛亥革命后于文化上有两条路，一是接受西方理念的新文化运动，另一是伸张传统文化的新儒家。以熊十力、梁漱溟等为代表的学者申明中国文化在现在世界仍有价值，甚至比西方赖以建立强势的科学技术还重要，传统文化绝大部分以“人”为中心，从人本位出发，离不开人生的最高渴望和追求，所以人文精神归结于传统文化是有深刻内在根源的。

《三字经》《百家姓》《千字文》三部图本书是国学基础读本，我在一次中医药学术论坛上了解到，中青年中医学人鲜有读过者，更不要说《十三经注疏》。作为国医高层级人才，读过《论语》《孟子》《尔雅》《左传》的学者已是凤毛麟角了，我主张应补课，缘于国学、儒释道是古代哲学科学的根基，先选《千字文》一书做临床基础医学研究所本年度读书会的开端。《千字文》出于南北朝王羲之书法作品拓出1000个字，由周兴嗣撰成一篇内涵丰富的四言韵文。文中叙述“人”顺应自然的社会的变迁；重点讲述了人的修身处世的原则，遵循儒家五常仁义礼智信的伦理道德，抵御社会世俗不良的影响洁身尚同，倡导景行崇贤、克制私欲、淡泊明志、储善除恶、敬惜时光、临深履薄，夙兴清温的治学敬业尽职尽责，效法甘棠友善和谐建设团队，母仪傅训，如诸姑伯叔向周围的人谦逊好学积淀学养，同气连枝，与学长学生切磋学问、探讨研习增添技能，仁慈恻隐之情深化同理心的归属感，尊重病患者聆听疾苦感同身受，学习叙事医学重塑医学伦理，敞开胸怀吸纳东西方古今文明一切精华，崇尚国故唯道是从，做好本职工作。《千字文》还描述了都邑壮丽文治武功与治本于农的田园生活，赞美了那些不为纵权、纵财、纵众的人民甘于“守静笃”而“护正气”的孤独，坚守中华民族优秀的传统文化，走进新时代与时俱进为国家民族有新作为。

互联网、块数据、区块链可带来人类生存系统的巨变，但大概只在发达国家出现，它还需要一个复杂的扩散过程。有专家估计，2050年可能成为人类开始大量应用的节点。先从几个先进经济体扩散到全球，却还要等待人类社会的全面和深度融合，所需过渡期有多长则难以估量，然而21世纪在中国可能进入过渡期，人文精神还将是非常积极的角色。我们今天面对的世界将是跟随人本主义向前进行。中华文明为什么从无断裂而延续，根本所在是西方的神本主义与中国的人本主义截然不同。多神论、一神论，导致焦尔达诺·布鲁诺反对地心说，宣传哥白尼的日心说被宗教裁判为“异端”被火烧死。我们民族的祖先崇拜充满了人本主义思想和人文情怀，孔子、老子的对话充满了仁爱信义，早于西方文艺复兴上千年。华夏文明“气脉相传”是中华民族的灵魂，东西方文明整合混成一体具有强大的优势和生命力，人类要为自己负责，相信浩瀚宇宙将共奏天籁之音，荡荡悠长致远。

王永炎，王燕平，白卫国，支英杰

二十六、网络象思维特征与前景分析

宇宙生命通过众多的个体生命的冲动来实现，这样既造成了各个个体生命之间的冲突，又造成了它们之间的适应，最后形成了整个宇宙生命的各个个体之间的互补与和谐的趋向[1]。在还原论向系统论转换的大科学背景下，网络药理学融合网络生物学、系统生物学、生物信息学等多学科方法，从宏观与微观的多维度、多途径、多靶点生物网络角度系统解析药物与机体的相互作用关系，从整体水平认识生命活动与药物治疗机制。象思维是贯穿于中国传统自然和人文科学的基本思维，是通过观物取象—取象比类—立象尽意—循意悟道的思维过程[2, 3]。中医药理论是在象思维指导下对“天、道、自然”的观察和体悟中构建的[4]，注重从宏观、整体、系统水平上认知人体健康、疾病及其与药物的关系，把握对象世界的特征、功能、属性、普遍联系乃至本原规律。如运用象思维将脏腑经络的生理之象、舌脉证候的病理之象、药性组方的药理之象、理法辨证的诊疗之象通过天人合一、阴阳五行、气血经络相互关联来认识生命与疾病诊疗。法象药理是传统中药药理的主流，认为药物的功用是由其形、色、味、体、质、所生之地、所成之时等自然特征决定的，根据药物的“象数”推理药物的效用[5]。

网络象是在传承整体、多元、系统、关联等象思维特征的基础上，融合基因组、转录组、蛋白组、代谢组、表型组等不同水平分子之间相互调控、传导、作用的网络数据特征来描绘机体丰富多彩之“象”的一种定性与定量相结合的方法。网络象思维是传统象思维与现代生物网络分析的有机结合，是以网络象为思维对象来探索阐释复杂生命体系的新思维。网络象思维形成与发展是象思维现代发展的客观趋势和历史必然，其整体、多元、系统、关联等象思维特征已广泛体现在中药作用机制、方剂配伍、证候生物学、中药毒理、复方新药研发等研究中[6]。

1. 网络象的三个思维转变

1.1 实体本体向关系本体转变

《易经·系辞上》提出“一阴一阳之谓道”，西汉京房《周易章句》中将其释为“二气相感而成体”“不可执一为定象”，指出了世界万物是在相互关联中存在的，而非单一实体的“定象”。象思维注重取象立意，用“象”表征实体间的关系，相对于实体本体论，象思维更关注关系本体论[7]。中医学关联天、地、人三才之“象”，形成以气—阴阳—五行学说为整体论的关系本体，如“五行”既代表木、火、土、金、水 5 种实体，又以五行属性表征实体间的生克制化关系。系统生物学认为生物体是包含分子、细胞、组织、器官多个层次和靶点、疾病、表型、药物等多个维度的复杂相互作用系统，而各节点间相互作用形成的网络正是其最基本的关系实体。网络象不只考虑单一因素，更要注重多因素间的相互关系，实现了从“元素式的实体本体论”“在场的本体论”“建构论的本体论”“神学本体论”走向关系本体论。

1.2 个体思维向群体思维转变

面对单靶点疾病治疗和药物研发策略的瓶颈，网络药理学注重多成分、多靶点、多途径调节网络平衡与扰动，强调多靶点联合干预复杂疾病，揭示药物多成分、多靶点的系统作用比单个或分散的靶点作用更为重要。人体是一个复杂巨系统，不同的人体及其健康与疾病状态均可体现为多组学因素相互联系而成的网络象，应透视和还原药物作用的网络象变化，探寻其规律，从个体化诊疗经验上升到群体化的转化医学。象思维就是人通过观象获得直接经验，并通过归类、象征、体悟、推演等方法从这些个体经验中发现普适规律。中医学通过取象比类来认识人体，如通过天有四时推演人有四肢，天有五音推演人有五脏，天有六律推演人有六腑，从而建立富含原创思维的藏象理论。网络象的研究同样要实现从个体向群体思维的转变，发现其中内在的共性规律，如通过网络模块靶点的结构可变性实现治疗个体化向群体化的转换[8]。

1.3 客观现实性到虚拟存在性转变

中国传统哲学赋予了事物本质“存在”的非实体属性，正如《道德经》中所言“道之为物，惟恍惟惚。惚兮恍兮，其中有象”“天下万物生于有，有生于无”，将本原上的“道”归纳为“恍惚”“无”，即虚拟的存在性。象思维之原象不是西方形而上学之“实体”，而是太虚之象，是老子所说的“大象无形”或“无物之象”，而其并非真空，乃是“有生于无”的原发创生之象[2]。中医学利用“有诸内必形于诸外”的意象思维建立人体藏象、经络、病机模型，应用“同形相趋、同气相求”的药类法象理论推论方药功效，张志聪称其为“用药法象”[9]，而这种“法象”关系并非客观现实，而是虚拟存在。网络药理建立在高通量组学数据、网络分析、虚拟计算的基础上来发现网络本身的隐藏、潜在信息，对中药的网络靶标筛选、成分—靶点关系预测、方证关系的分析都很难通过单纯的实体节点及其关系挖掘出其深层次的理论实质和科学内涵。因此，网络象的研究应该注重从客观现实性到虚拟存在性的转变。

2. 网络象的特征

2.1　整体性和关联性

象思维不仅对单独存在的物象作整体性的把握，而且将这一整体中的不同个体事物通过取象比类关联起来，主导着中医学对天地自然之象、脏腑经络之象、气血舌脉之象的理论构建，如《素问·六节藏象论》中“肝者，罢极之本，魂之居也，其华在爪，其充在筋，以生血气，其色苍，此为阳中之少阳，通于春气”，将脏腑肢节、气血功能、神志表象、内外环境关联于一体。传统单靶点的药物研究策略忽略了机体的整体性和靶点的关联性，而网络药理学则从生物网络平衡的整体观视角阐释药物与机体的相互作用，将细胞、组织、器官和整体水平上的DNA、RNA、miRNA、蛋白及分子代谢物网络表征为药物作用于机体的“象”，整体性和关联性仍是其最基本特征。

2.2 层次性

“象”具有层次性，“易有太极，是生两仪，两仪生四象，四象生八卦”，“象”有从宏观与微观、物质与功能、原象与具象的不同层次划分，也有物象、具象、意象的不同深度的认知。网络药理学利用网络分析药物复杂作用机制，其所展现的“网络象”同样具有层次性特征，既有从DNA、RNA、miRNA、蛋白等不同分子水平的分层，亦有网络拓扑结构中度、瓶颈、介数、桥接、中心性、模块性等的层次差异。基于网络象的层次性特征，能够对网络进行降维或核心节点的识别，进而表征病碑的标志或方药的君、臣、佐、使，更好地阐释中医药科学内涵。如有研究发现寒热证生物分子网络的功能主要依赖于一些关键节点，并将这些关键节点作为寒证、热证的分子标志[10]。

2.3 去中心分布性

人体是一个开放复杂巨系统，系统中诸多层次的分子节点之间相互关系构成生物网络，其中的节点具有自组织的分布特征，健康态与疾病态之间的衍变是非线性动力学过程。当前互联网领域新兴的区块链技术中，众多节点的分布具有自组织与去中心性的特点，在去中心化的系统中任一节点皆可成为中心。象思维运行过程本质上体现了复杂系统的自组织过程[11]，中医证候系统的多靶点模块数据呈现有分布式特点，可以通过自组织、自适应和自稳态达到功能和应力相对平衡的状态[12]。复方的网络药理学主要是机体自组织网络的调节，在网络象的层面，药物成分、靶点到多组学数据的节点同样具有区块化、去中心、无尺度性分布特点。

2.4 模块性

与象思维的路径一致，网络药理将人体各种分子及其相互作用关系加以抽象，即组成网络的节点和边，形成机体多层次、多维度的复杂网络。模块性是生物网络分布的一个重要特性，功能相似的节点通常形成紧密连接的拓扑结构，执行特定的生物学功能，这一紧密连接的功能集团即模块[13]。疾病网络中，相关的基因通常聚集为疾病模块，与网络的拓扑模块、功能模块紧密相关，被认为是疾病发生和转归的机制[14]。对生物网络的调节中，删除单个节点对疾病网络几乎没有影响，因此应寻求多靶点的功能模块作为作用靶标[15]。证候生物分子网络的模块性与特定证候表型密切关联，比单一生物分子更能鉴别不同证候特点[16]。模块药理学（modular pharmacology）提出从模块化的角度揭示复杂疾病、药物和靶点之间的关系，通过药物干预的“模块打靶”实现网络平衡调节[17]。

2.5 动态性

“象思维”认识“道”的宇宙观是在象的流动与转化中体悟的[18]。从春生夏长、秋收冬藏的四时之变，到人的整体的生命活动所表现出的“象”都是动态变化的。中医学用“气”的运动表示机体的动态功能属性之“象”，如藏象的阴阳表里、病候的寒热虚实、药性的升降沉浮皆是动态的功能之“象”。中医辨证思维是“以象为素，以素为候，以候为证，据证言病”的动态时空[19]，是“象”动态流转的具体体现。分子网络所表征的无论是方药还是证候，都是动态、时空流转的网络“象”，而网络节点中基因的表达、蛋白相互作用关系的变化是动态的。药物干预前后网络中靶点模块的结构变化应该是反映药效作用的重要方面[20]。网络药理研究需要更多地从网络象的动态性变化角度去发掘中医药的作用机理。

2.6 共性与个性的存在性

在取象比类的象思维下，只有个体的物象、意象、抽象具有共性，才能够进行比类，共性之象反映事物个性之象的内在联系。唯物辩证法认为共性和个性是矛盾普遍性和特殊性的对立统一。中医辨证论治过程中既有对舌、脉、症状的共性之象的归纳，也有对时间、地域、禀赋等个性之象的三因制宜。药物多成分、多靶点关联所展现的网络象也必然具有共性与个性的存在性。通过分子网络的对比分析能够发现不同疾病的共有和特异的网络靶点，从而揭示疾病间的关联[21]。中药组分黄芩苷、栀子苷、胆酸等治疗脑缺血中风的网络象在差异基因、通路、网络、模块等多个层次上存在共性与个性[22]。网络象的共性和个性分析也为中医同病异治、异病同治的研究打开新视角。

2.7 可调节性

《素问·至真要大论》言“谨察阴阳所在而调之，以平为期”，体现了中医药治疗疾病的宗旨和目标。健康和疾病人体这一复杂巨系统整体表现在外的“象”，病象有阴阳之偏，而药物有温凉之性，中药治疗的原则即以药物的偏性调节人体的偏性，最终达到阴平阳秘的健康状态。网络药理学对疾病机制的认识与这一理念不谋而合，对于网络扰动的病理或疾病状态，药物治疗能够重建网络平衡的基础在于网络的可调节性。药物作用下证候的转归和演变也是机体网络可调节性的体现。不同剂量的丹红注射液对脑缺血网络干预后，产生网络分子靶点及其模块的变化，并逐渐趋向于阴阳平衡的状态[23]。

3. 意义与前景分析

3.1 有利于方剂多靶点、多环节作用的现代表达

方剂的优势在于整合不同化合物、组分、中药的不同配伍形式，作用于人体多靶点而产生增效减毒效应，组方内成分多样、与靶点的相互作用复杂，诠释多组分与多靶点的相关性存在极大挑战。网络药理学整合多组学数据来表征方剂的多成分、多靶点、多途径的作用机制，为方剂多靶点协同作

用的阐析提供了新的策略。然而，由于网络的多维度、多组学、大数据特点，网络节点存在多种成分的有机组合与疾病多种相关靶点间的复杂关系，如何解析方剂作用网络并有效地表达其多靶点作用关系仍存在困难。利用网络象思维的关联性、层次性、模块性、去中心性将为方剂多靶点作用的表达、发现多靶点作用靶标等提供新的视角。

3.2 有利于奠基方剂优化与设计的科学内涵

配伍是方剂应用的核心，蕴含着丰富的中医理论和深刻的科学内涵，阐明方剂配伍规律进而优化方剂处方、设计复方新药是中医药现代化研究的重要挑战。现有基于拆方、药对、药性、药代动力学及指纹图谱等方剂配伍的研究方法并不能很好地契合中医理论。以象思维为指导，根据中药作用的多靶点网络在系统水平上的叠加、协同、调节等多维度相互作用关系进行中药靶点关系与药效的因果推断，将有助于揭示方剂配伍规律及作用机制的科学内涵，创新复方中药新药发现策略。笔者据此提出的“方剂组学”研究模式，从多靶点、通路和网络的不同层次提出了垂直、水平、聚集、网络动态转换等多样化的配伍模式[24]。

3.3 有利于揭示方证关联性的复杂机制

以超越主客二元的象思维认识中医辨证诊疗路径，即“以象为素，以素为候，以候为证，据证言病，病症结合，方证相应”，起于观象尽意，而最终要达到方证相应。在方证相应理论的历史发展源流中，象思维一直是根本和核心[25]。证候的形成与特定生物分子网络密切相关，方证相应的关联性应是在复杂生物系统层面上的宏观象与微观象的结合研究，通过分子网络靶标搭建方剂、证候对应的桥梁。寒、热证候的网络研究发现寒证组方清络饮、热证组方温络饮能够很好地表征出“方证相应”的机制[26]。掌握药理的网络象思维特征，启迪了方证相应研究的新思路。

中药多成分、多靶点与系统调节的特点同时也为其药理机制和疗效评价带来困难，尤其是针对数量众多的中药及其方剂，大规模的临床循证评价尚不具备条件，如何发掘方药的药理机制及临床价值是一个巨大的挑战。在网络象思维指导下，整合多组学数据，关联成分—靶点—疾病—证候—表型，利用数学、统计及网络分析方法进行方剂临床结局与多发展脉络和趋势有巨大的价值和意义。单凭纯逻辑形式的思维既不能洞穿万物本质，也无法揭示进化的完整意义。实际上，我们的确发现，没有哪种思维模式能够精准地分析生命，包括单一性、多重性、机械式因果关系、智能终局论等[27]。越来越多的研究表明宇宙是一个不可分离的、各个部分深刻地内在联系的整体，围绕这种原始状态的涨落，它具有趋向于原始平衡态的内在趋势。逻辑思维与意象思维历史源流和使命迥异，然功效互补，在微观与宏观两极上超弦与引力波、类脑与黑洞、大一统理论与大数据技术等现代研究成果的基础上，不同思维在不同时空维度上极限涨落的过程中必然隐含着阴阳转化的禅机和契合点，网络象的深入研究将带给我们一个有望促进逻辑思维与意象思维契合的历史机遇。

总之，在东西方文化交融、高概念、“以人为本”的新时代，医学研究走向还原论与系统论整合、概念思维与象思维融合、生命科学与人文科学互动，充分把握整体、关联、动态、层次性、模块性等网络象思维特征，促进由实体本体向关系本体、个体向群体、客观现实向虚拟存在的思维转变的深入研究，将有利于彰显原创思维在中医药现代研究中的引领作用，迈向统一的新医药学。

参考文献：

[1]鲁品越．深层生成论：自然科学的新哲学境界［M］．北京：人民出版社，2011：141.

[2]孙岸弢，孙劲晖，赵鲲鹏，等中医象思维的相关理论探讨［J］．中医药学报，2014，42（4）：1–5.

[3]王永炎，于智敏．象思维的路径［J］．天津中医药，2011，28（1）：1–4.

[4]王永炎．高概念时代的象思维［J］．中国中西医结合杂志，2016，36（8）：902–904.

[5]程雅君，程雅群．《本草纲目》药理学的哲学渊源［J］．哲学研究，2015（9）：38–44.

[6]张彦琼，李梢．网络药理学与中医药现代研究的若干进展［J］．中国药理学与毒理学杂志，2015，29（6）：883–892.

[7]王永炎，张启明．象思维与中医辨证的相关性［J］．自然杂志，2011，33（3）：13–16.

[8] Wang Z, Wang Y Y. Navigating personalized medicine de-pendent on modular flexibility[J]. Trends Mol Med, 2013, 19 (7): 393–395.

[9] 史业骞，初杰 . 从“象思维”谈药说方［ J ］. 中国中医基础医学杂志，2015，21 (4)：451–453.

[10] Li S, Zhang Z Q, Wu U, et al. Understanding ZHENG in traditional Chinese medicine in the context of neuro–endo–crine–immune network [J] .IET Systems Biology, 2007, 1(1): 51–60.

[11] 马晓苗，“象思维”的自组织运行机理研究：“象思维”系列研究之三［ J ］. 系统科学学报，2018，26 (3)：4 –8.

[12] 王永炎，刘骏，杜培艳，等 . 借道区块链发展模块药理学揭示方证关联机制［ J ］. 北京中医药大学学报，2019，42 (7)：533–535.

[13] Chen Y Y, Wang Z, Wang Y Y. Spatiotemporal positioning of multipotent modules in diverse biological networks[J]. Cellular & Molecular Life Sciences Cmls, 2014, 71 (14): 2605–2624.

[14] Barabási A L, Gulbahce N, LoscaIzo J. Network medicine: A network–based approach to human disease[J]. Nat Rev Genet, 2011, 12 (1): 56–68.

[15] Hopkins A L. Network pharmacology: the next paradigm in drug discovery[J]. Nat Chem Biol, 2008, 4 (11): 682–690.

[16] 李梢 . 中医证候生物分子网络标志的构想与研究［ J ］. 中医杂志，2009，50 (9)：7–10.

[17] Wang Z, Wang Y Y. Modular pharmacology: deciphering the interacting structural organization of the targeted net–works[J]. Drug Discov Today, 2013, 18 (11–12): 560–566.

[18] 王树人，喻柏林 . 论“象”与“象思”［ J ］. 中国社会科学，1998 (4)：38–48.

[19] 王永炎，孙长岗 . 中医学证候体系的哲学基础［ J ］. 中医杂志，2017，58 (18)：1531–1533.

[20] Li B, Liu J, Zhang Y Y, et al. Quantitative identification of compound–dependent on–modules and differential allosteric modules from homologous ischemic networks[J]. CPT Pharmacometrics Syst Pharmacol, 2016, 5 (10): 575–584.

[21] 王永炎，王忠 . 整体观视角对中医方剂配伍的研究［ J ］. 中国中药杂志，2016，

41（15）：2749–2752.

［22］Zhang X X，Zhang Y Y，Yu Y N，et al. Convergence and divergence of genetic and modular networks between diabetes and breast cancer［J］. Journal of Cellular and Molecular Medicine，2015，19（5）：1094–1102.

［23］Xu W J，Zhang Y Y，Yu Y N，et al. Dose-dependent target diversion of Danhonginjection on the Glu-GLT-1/Gly-GlyRα dynamic balance module of cerebral ischemia［J］. Pharmacol Res，2018，135（1）：80–88.

［24］Wang Z，Liu J，Cheng Y Y，et al. Fangjiomics：in search of efective and safe combination therapies［J］. J Clin-Pharmacol，2011，51（8）：1132–1151.

［25］周雪明，李晓娟，陈家旭．方证相应中的象思维［J］. 世界中医药，2017，12（3）：14–16.

［26］李兵，韩飞，王忠，等．多组学网络背景下方剂临床价值的考量［J］．中国中药杂志，2017，42（5）：848–851.

［27］亨利·柏格森．创造进化论：柏格森卷［M］．王离译．北京：新星出版社，2013：2.

李兵，王永炎，王忠

二十七、健康·疾病·生命与国学之美

生老病死是人生的历史流程。人在疾病中常常追忆青少年时学业的成绩，壮年职场奋斗的成就、曲折与坎坷，有“缘在”的幸福，融入自然的快乐，也许会有遇到世间人际关系复杂为难事的苦涩。总之，疾病是一种难以回避的具有独特性的人生旅途。正确的疾病观首先是认为医患主体间关系是道德的共同体，还涉及社会学、文学与美学。中医药学是国学的组成部分之一，其体现的国学之美是医者的仁德从善、无朴纯素，是患者在疾苦状态下思索人生意义的契机。叙事医学所呈现的医学人文实践之美认为医学是一种回应他人痛苦的努力。叙事医学的诞生是为了保证在任何语言环境和任何地点，医务工作者在与患者相遇时使他们可以全面地认识患者并尊重他们的悲痛，解除疾病带给患者的痛苦，让他们重获尊严。正如社会学家费孝通先生所言之“各美其美”“美美与共”。虽然中西医学处于不同文化与传统下，医疗卫生的实践不尽相同，但医生都以秉持仁心仁术、纯素无私欲、精心服务于患者为美，患者以接受忍耐苦痛、顺应自然、遵从医嘱、渴望康复为美，医患之美共融体现真善之美。本节拟研讨国学之美对健康、疾病、生命的指导意义，以诠释植根于国学的中医学所体现出的医学人文之美。

1. 重读《伤寒论》序与《大医精诚》提高素养

张仲景被尊奉为医圣，孙思邈世尊为药王，均可谓苍生大医，赐历代医者人文精神，人道主义，乃提高素养之贤哲。其一，张仲景以犀利语言批判凡医误命，“竞逐荣势，企踵权豪，孜孜汲汲，唯名利是务，崇饰其末，忽弃其本”。医者仁德之美尽失，纵财不义、徒虚名、哗众取宠，重权势则难以人为本而有失医道。其二，深入劝学，多读经典以求“见病知源”，启迪医者悟性“夫天布五行”“人禀五常”“玄冥幽微”“变化难极”。教导中医学人体于道内而探其致理。稽考东周时期《太始天元册》记述“太虚寥廓大公”“五运终天布化真灵”以原发创生性示后辈创新的时空，终结顺归于学理之上而悟深邃哲学之本源。其三，以儒家仁学践履医学理法方术，引用孔子云“生而知之者上，学则亚之。多闻博识，知之次也”，后学自当敞开

仁德胸怀包容古今中外之学，厚德载物而生生不息服务民生。复读《大医精诚》可为医德之誓言，“凡大医治病，必当安神定志，无欲无求，先发大慈恻隐之心，誓愿普救含灵之苦”。尊师训导，聆听体察病患苦痛，感同身受，医患主体之间的归属感、同理心造就儒学五常，仁义者不问贵贱贫富，礼智者和合一体，以才智疗疾护命，普同一等，皆如至亲之想。对于医者治学必须博极医源，精勤不倦。医源何在？既非神授，何以得其幽微？道学无朴纯素，以不污不杂而顺自然。中华传统文明源自黄河流域，道通于一而大一无外、小一无内，天道自然一体。其医源幽微以道生智而玄生神，强调体于道而悟于道内的原象思维，大象无形，无中生有，万物生灵的创造性是医药学的哲理。

2. 健康、疾病、生命过程中的国学之美

儒学大家之一的荀子提出“天行健，君子自强不息”，言天是天道自然一体，人活着顺应自然，享受自然，但不可过分利用，而要展现社会功能。作为社会成员事奉社会，作为宇宙成员求真探索宇宙奥秘。中国人传承中华民族优秀的科技文明而坚持生生不息的民族特质，当然前提是没有慢性现代难治病的苦难折磨。此论与世界卫生组织近现代健康的定义基本吻合。

医学是人学，医者面对患有疾病的患者，首先要注入儒家的仁学，体认仁德、仁义、仁心、仁术，这也是社会的主流意识。结合当今医学人文社会现状，从聆听主诉、形神共治、宜忌并重三个方面分述。

其一，聆听主诉。主诉是患者将自身痛苦向医倾诉的重要途径，至于落实到病历时，主诉与现病史的区分，如何抽提主诉是医生的工作。中医临床观象关联内容很广，望、闻、切诊皆可取象议病。聆听主诉是从现实诊疗背景状况的情形而论。一些医生在门诊时经常打断首诊患者的主诉，患者的疾苦未能尽其倾诉。究其原因，一则是医者工作压力大、时间有限，再者是过分相信实验室和影像等报告结果，只关注患者躯体病变，甚而新入院患者的主诉也常常被打断，患者对不耐烦的医生产生了反感。应当反思希波克拉底誓言，不可做伤害患者的言行。21 世纪美国丽塔・卡蓉父女两代医生诊疗实践证实，聆听主诉，尊重患者人格，至亲感受疾病的痛苦是叙事医学技巧的首要环节[1]。国学之仁德是人文精神和人道主义相互呼应的根基。科技进步诊疗手段设备的更新提高了临床水平，然而医生面对的是患病的“人”。

笔者考虑到患者有隐喻的病因和僭忍的伤痛，常在查房后询问患者“您还有什么需要我帮您做的事吗”？作为从事老年医学的中医曾多次于午后坐在病床边听患者讲述世事间复杂矛盾中所忍耐的曲折、坎坷、遭遇和苦痛，还有他们的希望与追求，和他们交流解除折磨的措施。中医讲“郁”乃人生之大忌，隐喻的病因多有郁，郁结而气滞、痰凝、络脉不畅，甚而虚气留滞均能致病。抚慰的话语可以说：让为难的事过去吧，忘掉它，追求快乐，平淡的日子就是幸福的生活。尊重患者，抚慰就是生命的力量，是提高忍耐痛苦的抗病力。

其二，形神共治。多数罹患现代难治慢病，如心脑血管病的患者求医时，其躯体症状常是医者关注的重点，还有血压、血糖、血脂生化检查的报告，加强血管管理等二级预防都很重要，应予关注，避免病情加重或旧病复发。同时，实践告诉我们，慢病过程中失眠带来的焦虑、烦躁、恐惧等心理情绪的影响，还有社会群体的矛盾，所志不遂都是导致中风复发或再度心肌梗死的重要诱发病因。当前我国糖尿病的发病率居高不下，患者可用的降糖药物有数种，或可服中药，或可注射胰岛素，医生也多是关注血糖水平是否达标，但常常忽略中医对病因病机的分析。《黄帝内经》提出“百病皆生于气也”。气机升降出入，气禀清、静、明。糖尿病不仅与起居饮食相关，社会环境自然生态人群价值观异化，带来心理情绪的改变均与糖尿病密切相关。因而，从身心医学视角看医学问题的背后是社会学的问题。21 世纪提出糖尿病“零”预防的措施之一就是形神共治兼养。形立神生，从胚胎发生学可知胎儿器官形成之后才有脑髓脑回的成形。古贤哲于东周《太始天元册》记述“太虚寥廓大公”“五运终天，布化真灵”。混沌为“无”，为“一”，为“自然”，道通为一，无生有，有形立之真气，也有心灵神气。道生智、玄生神，用唯物史观与唯心史观结合而论，脑科学对生命历程中的暗知识的开放虽尚需实证研究，然而，形神共俱、形神兼养是中医药学的优势特征之一。

其三，宜忌并重。中医药学在历史悠久的传统文明领域与人类学、社会学、民俗学相互交融，既有质朴的原生态，如儒学仁学五常（仁义礼智信），道学无朴纯素，顺应自然，在自然与社会中和睦相处，又需维护社会稳定的法制，而维护人群健康也需要有禁忌。医学禁忌是人在疾病治疗中不能做什么的负逻辑。“知其白、守其黑，为天下式”。白者，有益生命健康；黑者，避免一切伤害。“知白”，顺自然，合规律性，应为人类生活行为所必需“守黑”，包括禁忌，是一种否定性的规范。知白守黑相关联，正负逻辑辩证统一，始于《黄帝内经》，设专篇《素问·疏五过论》《素问·征四失论》服禁、五禁为中医禁忌学奠定了基础。其警示医者过失为经禁的首要。喻昌《医门法律》言：“医为人之司命，先奉大戒为入门，后乃尽破微细诸惑，始具活人手眼，而成其为大医，何可妄作聪明，草菅人命哉？”多么深刻的律法，感人至深至切。人类消融在大自然中而不能过为地享受自然，破坏生态环境，人禀气清、静、明，营造宁静祥和的社会氛围。宜忌并重展示出中医禁忌学的智慧，体现了以人为本，共同维护生命健康的意义。

3. 尽享天年与国学之美

人生最值得珍惜的是生命：“缘在”的本真在时间中为正义的信仰、伟业的成功、维护法治的行动、壮烈的牺牲，于时间性永垂不朽，为今人、后辈景仰、膜拜与学习。对于多数人以平人气象观，一生无疾而自然逝去者极少。各种疾病的困扰折磨，复杂社会矛盾冲撞的为难事都是人生面对的现实，也是疾病重要的始源。人生道路并非坦途，是在顺势与逆势，对立转化，对称消长，有周期转变的过程中生活的。顺势中要谦虚谨慎，为他人与社会群体多做好事，信者善以美。逆势中相信反者道之动，否极泰来，而塞翁失马是人生从下极限向上极限发展改变的动力。人类的生产生活的实践活动，求真信者善就是美的本质。自然的人化是马克思主义实践哲学在美学上具体的表达和落实。人的主观意识、精神、心理、情感与客观现实相互作用，让主体间自然成为自然，自然的人化是美的根源，审美能够带给医学抗病与生命享尽天年的力量。

医者在健康、疾病、生命链的末端，如何对待疾苦患者，陪伴他们走向人生的终点，这是一个严肃、苦涩、不可回避的问题。孔孟儒家讲“仁者寿”，老庄之学谓“死而不亡者寿”，近现代尤其社会屈辱、外侮入侵时期，爱国者有寿则多辱之论，而新儒家认定“义则不寿”，强化仁德，秉持中华民族生生不息、艰苦奋斗的民族特质。人生最后的阶段主动地、含辛茹苦地去做未竟的事业，以有限的时间，尽倾心之力，留给国家、社会、后人一份珍贵的业绩，生活上以平淡的日子为幸福，祥和宁静地走完人生的路。

医学乃“人学”，具有科学及人文的双重属性。科学求真，人文求美，人们总是追求真善美而以美启真、以美储善、以美立命。这是中医原创的优势，更是中华民族美德的体现。叙事医学实践之美在于它对医学真谛——尊重疾病的故事的诠释，使医者的仁爱之美和医患共融的和谐之美得以彰显。纵观古今中外，人类医学“以人为本”，崇尚人与自然及社会环境的和谐之美，促进和维护人类的身心健康和生命活动。

参考文献：

[1] Charon R. Narrative medicine：form，function，and ethics [J]. Arm Intern Med，2001，134（1）：83-87.

王永炎

第三章

人生格局　诗赋习作

儒学谓“乐从和”“诗言志”，先生自幼喜读诗赋。《苏沈良方》作者苏轼明医诗人双肩崇尚自然佳作为国医示范。大学期间师生聚会，先生朗诵中外名诗《纪念碑》《谁是最可爱的人》，学长赞誉“启迪斗志余声不绝于耳矣！”今至垂暮之年，以仁德纯素之情反思人生走过来的路，奉诗赋习作敬献后学。

一、读　书

欲穷儒道悟禅宗，刻苦攻读寒庐中。

仁德诚敬铸魂魄，中和明性心净空。

崇尚国学明理龠，哲思致为墨迹扶。

传灯光照脚下路，笃志竭厥向前行。

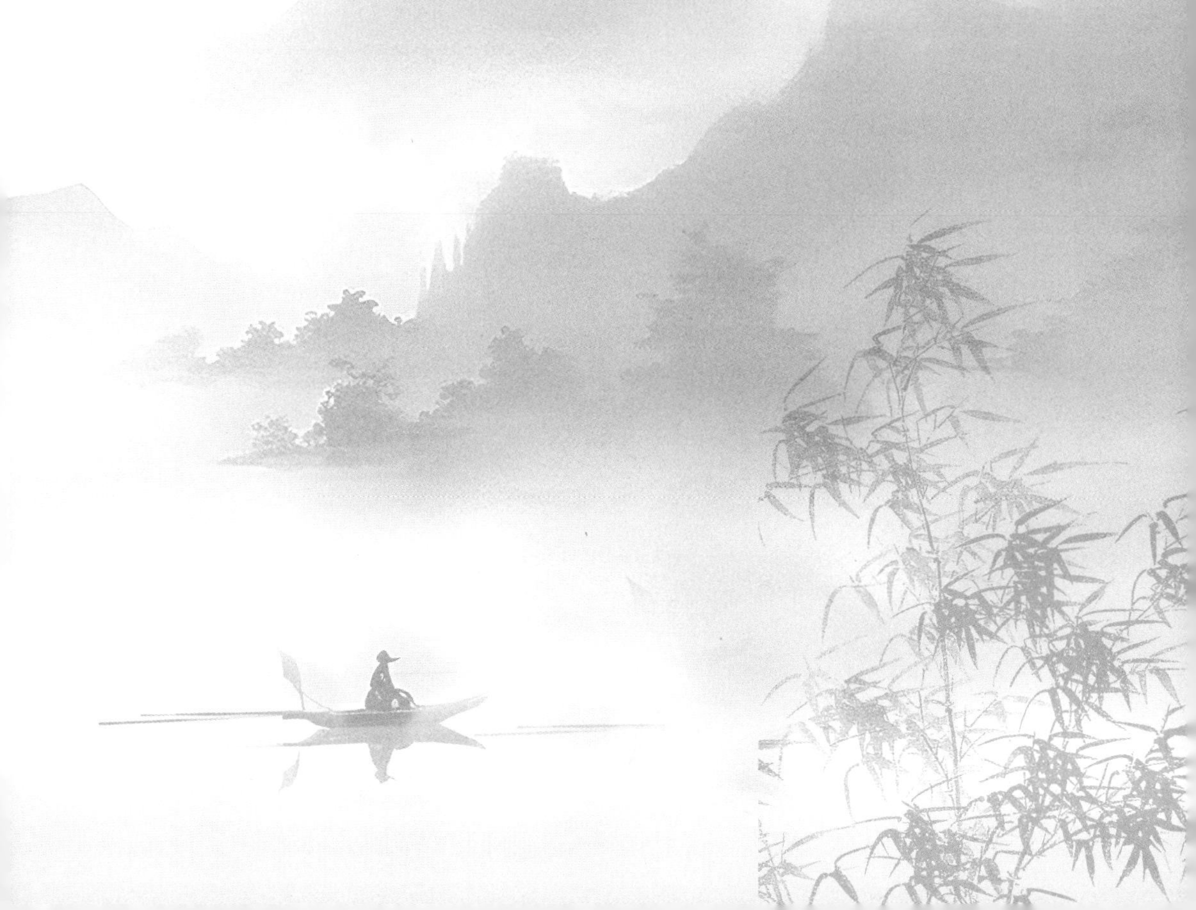

二、进　学

幼年学儒晚参禅，荣辱不惊自安然。

细读老庄无为治，躬行岐黄智慧添。

国医国药传薪火，东学西学相互参。

笃志临床勤磨砺，仁爱善行处世间。

三、明　德

临证五句修正果，病后余生逢机缘。
进学哲史乃夙愿，仁心无朴悟圣贤。
仰观归枝吐新蕾，慎思明辨重始源。
人生豪迈求真爱，夕阳往过又一年。

四、良 知

山麓望山巅，天地通悠然。

敬畏千般苦，谦卑人生缘。

业医五十年，师教传承先。

桃李不言蹊，求悟事上炼。

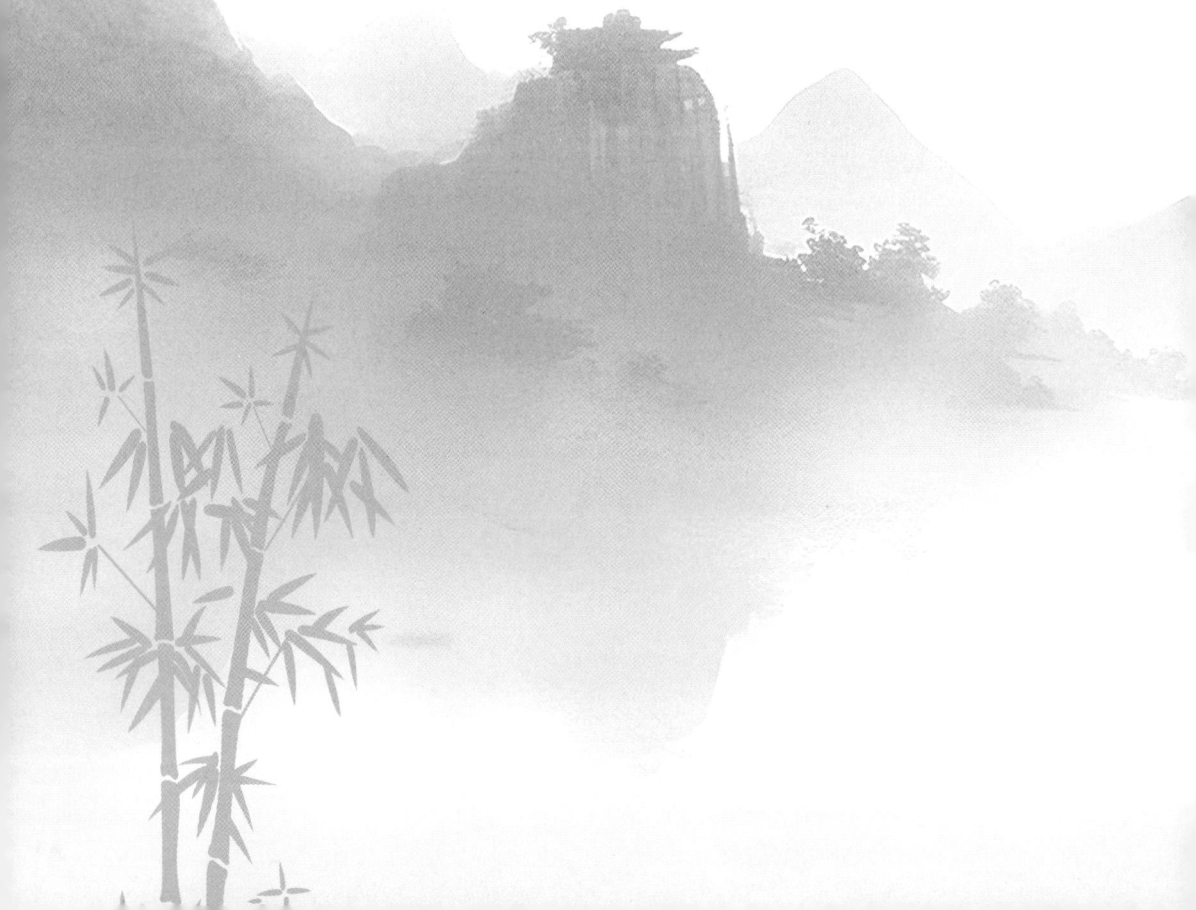

五、求　道

体道得道难，唯仁唯学先。

证悟象思维，筑境扬神天。

释尊论出世，二圣孔老贤。

原发创生路，渴望将如荃。

六、咏　竹

七贤竹林院，翠绿郁丛丛。

微风疏秀叶，节节亮高风。

尚和合至善，师承总在情。

良知传灯照，守静度余生。

七、修　身

慎言处世事，良知望功成。
授权必审慎，得意勿妄行。
诚敬斯如许，执教严必竞。
天心明道义，储善美立命。

八、余　生

病瘥难舍临床事，进学哲理细思斡。

系统反思当自谦，垂老生命美育先。

向思能旨守静笃，行为示范度余年。

不亡时间需珍重，自觉“任我”克艰难。

九、感　悟

幼读私塾，国学启蒙，西学涵化，理性至上。
悟道淡化，西化引导，应顺潮流，学人铭记。
积四十年，并学中西，穷寒筑浚，刻苦研习。
色斯其举，翔而后至，无迎无忌，知足如义。
窘未尝忧，瓮牖荐睡，临危接篱，大笔半臂。
乐见善人，乐闻善事，大道之行，利如浮云。
储善立美，兰蕙如佩，儒道之美，后辈承序。
天人合德，见贤思齐，道通为一，原象明理。
知行明心，天道酬勤，天心月圆，事功尚义。
正者政也，中和同异，终极理想，同舟共济。
科技文明，始源重启，中西并重，经历风雨。
企盼春天，矢志不移，守正创新，预事则立。
格致正事，至爱良知，吾辈中医，老骥伏枥。

王永炎，字致远，号颖容学人
敬署辛丑仲夏
明年八十三岁

十、思 志

一场大病呼醒了余生的信念，
恍惚幽玄指明了人生终点的方向。
回首童心未泯的返璞归真，
业医仁心恻隐的良知为人群，
宇宙天心寥廓大公的宽厚和合筑境界。
珍惜可贵生命不亡的时间中，
仁德乃容纯素陶冶心灵晴空，
身残志坚人生走向至善尽美，
诚敬自觉燃烧生命能源传薪火。
净心明性寻踪国学原理，
胸怀开放容纳一切科学文明，
向思能旨着力学术研究。
唯仁唯学明医明道守正创新。
守静笃淡物役知天命葆常青，
中西医并重东西学兼容迎接数字化新纪元。

王永炎
辛丑季春 时年八十二岁

十一、星之颂

繁　星

届间晴朗不与阳当争辉，

幽玄隐忍之美，

孕育守静守神之和合，

人生坦途之呼唤。

金　星

战乱灾疫挺身牺牲树碑，

不朽镌刻之美。

环宇永恒感怀之动力，

人生本性之显示。

明　星

事业成就攻坚克难召唤，
耀眼光芒之美。
牢记向思负性之易变，
人生追求之能源。

凡　星

小草荣枯牧育生灵宽阔，
生生不息之美。
无朴纯思清素之大道，
成败顺逆求常态。

寿　星

童心未泯垂暮反哺本真，

体道悟善之美。

恪守独立自由之信仰，

仁寿伏枥挽余年。

希望之星

生命健康神韵守护蓄力，

仁心仁术铸就之诚敬。

天人合德之美，

大医精诚度苍生。

王永炎，字致远，号颖容学人　辛丑仲夏

心　声

少年润物求真之心声，身居寒庐刻苦攻读。
领悟人生铸诚静，无朴纯素寓心胸。
良知“仁育”[①]思画卷，意志和合明德求。
壮年至善立美之心声，授权审慎苦命“任我”[②]。
恻隐仁心救疾苦，造福桑林顺自然。
向思能旨处世事，人自然化美善缘。
青年苍海潮涌之心声，风正[③]杨帆助力克难。
儒道互补承天道，海日生成智慧源。
人间几多苦和甜，顺逆轮回归旧年。
暮年国学复兴之心声，国医国药晓月春风。
多少愁爱过往事，塞翁失马谱新章。
吾辈学人传薪火，明灯永照向前行。

王永炎，字致远，号颖容学人
壬寅立夏　时年八十五岁

① “仁育”：前途事业身份的社会“仁育”位置。
② “任我”：无私欲无为而无不为。
③ 风正：时王发武任校长主张对青年不要求全责备，开放为好。

回　响

余病瘥复已九年，

进学哲学美学于今生。

追忆走过来的路，

系统反思错愕不周世事之教训，

沉思深思向思能旨活得明白。

唯仁唯学恪守独立之思想自由之精神，

唯无朴纯素义利事功，

唯“大”乃容，“大”则识仁，

礼归于仁，净化心灵境界。

格正事，事上炼，事功成，

明明德，致良知，求真知。

储善正中和合立大美。

回响人生格局，尊师长教诲多做系统反思才能活得明白，不轻言学术思想，只需做有思想的学术研究，原创学说非几代学人数百年历练而成学派之作。

王永炎，字致远，号颖容学人

壬寅立夏　书于病室　时年八十五岁

致　远

应沪上曙光医院蒋健先生邀为《郁证发微六十论》书序草拟“致远”诗一首于序中。

晚云余霞心气定，清游自带竹林风。

静读不虚兰室净，自然澹养纯素情。

国医国药知国是，天合仁和儒道行。

吾老吾已自知老，致远后薪谱新章。

纯素吾人生之系统反思后草拟

颖容学人署

纯　素

垂暮之年宜反思，不知之知①识常变。

不修之修勤悟道，净心明性顺自然。

守静守常求本真，守黑②谷底望山巅。

期盼出世未如愿，苦命劳臣尽天年。

① 不知之知：形而上学为“不知而知”即无无负逻辑负方法的回答，以无朴识无生有的知识。

② 守黑：老子“知其白守其黑为天下式”司生性命之根：隐忍蓄力幽玄向彰明转化之动力。

竹之悟

喜宿竹林院，细闻竹之声。

竹有节中空，秀叶亮高风。

节升心中悟，师承传真情。

守常需恬淡，守神怡安宁。

中医学人治学执教感性、理性、悟性相融重在悟性，通常在渐悟的基础上寻出顿悟。有感于宋明理学，气、理、心、性之论。于王弼嵇康、阮籍七贤竹林院，用心用静铸之诚敬，默然于竹而顿悟，竹有节中空，枝繁叶茂清风细声，无声中有声，淡雅之音，恬适之声。顿悟之正事良知，引领人生，业已 30 余年平妥祥和生活。垂暮之年沉思既往活得明白；精思必专将问题移交后学；向思能旨将经验重建造福桑林，系统反思而不知之知不修而修，气正浩然，净心宁神于时间中做出尽心平凡事功留给时间性的纪念！

颖容学人　壬寅立夏

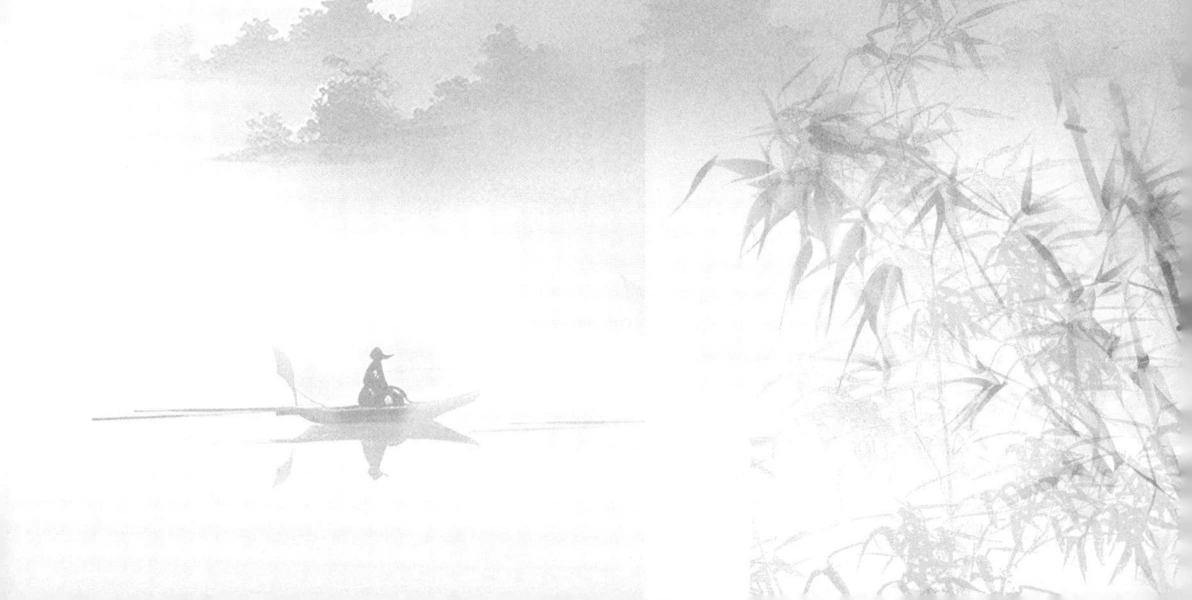

第 四 章

缅怀师友恩德期许后学创新

师承总在情，“情”是仁爱、关怀、抚慰。人生之路总会有曲折坎坷，觉解顺逆、显隐的易变转化必须蓄力、悟道、进学大成智慧。感恩师长学长惠赐之著述，深受鼓舞。期许后学于数字化新纪元，深谙国学哲理，领悟大科学高概念时代特征，为复兴中医药学多做有益的工作。

一、《任应秋医学全集》序

任应秋先生是杰出的中医学大家、中医理论家、中医教育学家。先生学术成就卓越，系中医药学科建设重要的奠基人。领衔基础理论研究，其求真创新之举，悟道导航之功、博极医源，精进沉潜，丰功伟业，实为吾辈学人的楷模。先生曾例行每周门诊两次，带领学生教学实习，于临证之际，于性命身心之学，六艺圆融之道，苍生司命之术多所研习。学问互砥砺，疑义相与析，曾有幸得先生教诲、传授与点拨，开临床思维，徇读经典而获益，对“辨证论治”“天人相应”“形神一体”，渐悟其理，于日后诊疗中践行。先生崇尚国故、致力国学、国医，积学深厚，仁术并重。先生遍览“十三经”注疏，读尽中医名著，通达古今各家之学；先生唯仁唯学，刻苦读书，温故知新，成就吾辈做人、治学之典范；先生颇具独立之精神，自由之思想内涵，教书育才、营建团队，于传承基础上力创新说。先生之伟业必常青于杏林，不竭于橘井，惠泽于医道，虽历久弥新，流芳于千古矣！

追忆先生奉调北京任北京中医学院教授辗转约卅载，作为首届毕业生颇多感慨，缅怀往昔，悲情苦涩惋伤之后则催人奋进。十年“文化大革命”间，先生备受折磨，遭受坎坷，令人痛心疾首。而先生淡定不惊，继续笔耕著书治学，令吾辈铭刻于胸永志不忘。于茫然惆怅之后，焕发涌动出一股激情，立志毕生忠诚中医事业以谢恩师！

1956年级在读期间，理论学习课时较少，为了学生能增厚医学功底，奠定较为坚实的基本功，于1962年毕业的学年后，留校补习“内经”课，由先生主讲。先生认真敬业备课，其破策问难之论，原文思辨缕析，朗朗振聋发聩之音，彰显效力之功，至今记忆犹新。先生倡议：六年制本科毕业，应组织论文答辩，确定分配指导教师，论文以策论文体为主，由指导教师问策命题。先生为首届学生撰写论文做专题报告以启迪后学，届时全年级百余位同学按题目学科区别，分作四组答辩，效果良好，为培养学生治学写作的能力多有裨益。

20世纪80年代初叶，依先生学术造诣与学科建设之奉献，理应出任我院院长，师生亦多有推荐，然终未成。当时上海、成都诸校皆先生一辈执掌，对现实我等多不理解，颇感茫然。学校与卫生部等经十七个月的调研考核，届时由国务院总理赵紫阳任命我任院长。时值 1983 年年底，于春节期间我拜谒先生，执手促膝相谈，嘱我当以学科建设为主导，深入到学科课题组当中，尊师重教，一定不失学人之本色。先生坦然告我，对“医古文”与“各家学说”设置做些调研之后，可考虑做些改进为好。我牢记先生之教诲，感佩先生以拳拳之心甘为人梯之德，为我校建设与发展倾心尽责，惟为道为善是从。

先生对学生诚心耿直的谆谆教导，显示出学者之美德，令吾辈学人敬仰并受益终生。

《任应秋医学全集》即将付梓，相信这部宏伟巨著当自立于国医之林，并辐射发挥重要的国际影响力。先生热爱国学，融通哲学、史学，坚持真理，追访前贤而自创新说；先生罹五十余载的从医历程，勤于著书 30 余部，撰写论文 500 余篇；先生学术成就丰厚，为后学留下了宝贵的经验和文献资源，堪称中医学术界的一面旗帜，是振兴中医之功臣。

《任应秋医学全集》计十二卷，从纵横两个视角系统整理和发掘先生的学术思想、治学方法和学术成果。“纵”以时间顺序为主线，“横”以学术主题为主线。光阴荏苒、时空转换，百年中医经历多少艰难曲折，先生与同辈学者为中医药学争生存而奋斗不息，迫使 1929 年“废止中医案”失败后，终得以有复兴之机遇。新中国成立之后，老一辈国家领导人毛泽东主席、周恩来总理关怀支持中医事业，曾做过多次重要批示，在 20 世纪 50 年代中期设立了中医科研医疗机构，尤其是建立了高等中医教育，北京等四所高校应势诞生。但由于“中焦阻塞”，中医中药的发展仍举步维艰，“废医存药”之声不绝于耳，中医“不科学”之风阻碍着中医政策的贯彻执行。中医工作于坎坷磨难进程中，先生出任中华全国中医学会副会长，亲自主持和创办了仲景学说专业委员会，举办了高端国内外学术交流学术会议，团结业内学者，培养新生一代，多次为中医工作、中医教育等政策方针的落实建言献策，针对政策执行不力的诟弊直言批评。总体来看，北中医著名的“五老上书”是具有现实和历史意义的，是有力度、有影响、有独立见解的建议。当然，因历史的缘由，“五老上书”难免有偏颇之处，起码首届毕业生在诊疗实践中，多数已成为一代明医就是见证，值此，令我们深切感叹先生与前辈学者忠诚中医事业所亲历的沧桑苦涩。

《任应秋医学全集》所载先生之论著，有中医学经典研究、中国医学史研究、中医学文献整理研究、中医各家学说研究、中医临床实践与研究，还有医论文集等内容，总计700余万言。关于中医基础理论，尤其是《内经》医学理论体系的研究，是十分艰难的事。在只能讲“一分为二”容不下“合二而一”，只许讲“唯物史观”不准讲“唯心史观”的环境中，先生率先提出“阴阳学说”“五行学说”是贯穿于中医理论体系的认识论和方法论；指出“阴阳五行”作为元素，不是物质实体，而是具有某种性态特征的运动功能，先生总是坚守中医原创思维和本旨来论述阐发中医学的理论。明鉴先生追求真理之学风、文风，镌刻先生求实、无畏之精神，大哉先生，伟哉先生！其实国学、国医中蕴涵有唯心主义的内容，对维护人类健康和防治疾病至关重要，应给出一条路让医师与医学生学习体验，并付诸诊疗实践。当今，叙事医学与叙事循证化是推动医学发展的重要内容，学人读马一浮、熊十力等新儒学派的著作，乃至读哲学、美学朱光潜、李泽厚的书，溶六艺圆融之学，为悄然兴起的中医基础理论研究拓宽了时空。回顾先生往昔对中医理论与仲景学说的研究成果，居功至伟。

今天恰逢高概念、大数据新时代的来临，科学求真、人文求善，科学人文和合共进。中医药学其“天人相应”“辨证论治”“形神一体”的理论精髓与原创优势，其人文内涵蕴藏有丰富的哲学、史学、逻辑、心理等学科的本底，而体现在中医中药的理法方药之中。显然，中医药学是科学与人文水乳交融的产物，科学为人文导向，人文为科学奠基，科学人文合而不同，互辅互动又相辅相成，可以自豪地说：中医药学是以科学精神体现人文关怀的典范。“整体论”与“系统论”结合融汇、还原分析的成果集成进入后基因时代，各种组学与内外环境的关联对疾病、证候、方剂表型组学的研究推动，成为中医中药科研的重要趋势，我主张发挥原创思维与优势总以惠民为要务，并逐渐提升学术的国际影响力。

《任应秋医学全集》的出版，旨在弘扬先生的学术思想与道德风尚，传承先生继往圣、开来学、弘医道、造福祉、利众生之志，将国医、国药之学发扬光大，彰显薪火相传之效力。

感谢任廷革主编及整理组编团队的信任与鼓励，邀我作序，不敢懈怠，以继承先生之学，幸甚至哉，乐观厥成。

中央文史馆馆员
中国工程院院士
学生　王永炎
甲午冬月于致远书屋

二、《任继学医学全书》序（即“继学书屋”志贺）

任继学先生系中医学家、中医教育家、中医临床家。先生生肖属虎，先我一轮次。我与先生相识于北京中医学院，自 20 世纪 50 年代后期始切磋岐黄医术，且倾心体悟人生。曾主研中医中药，涉猎美学哲学，所谓善言古者必有验于今，论及象思维、言思维、理思维，当以文化自觉弘扬国学国医，以传承为主旨，禀创新为归宿。追忆 1981 年于湖北武汉成立中华全国中医内科学会之际，我拜先生为参师，延及先生驾鹤西去。近 30 年，其间常往来于北京、长春与全国各地，或会议期间，或书房诊室，或襄随会诊，或研习讲座，所论最多者当属中医学科建设和事业发展的症结。先生曾罹 20 世纪旧政府欲废除中医之痛切，虽年幼却为谋生存而奋争；先生曾受托主持东北野战军地方兵站工作，以救死扶伤实施革命人道主义精神，贯彻毛泽东主席四大卫生方针；先生坚持不为官只为民，恪守纯真淡泊理念，刻苦医术培育后学。记得 1986 年我在任职北京中医学院行政领导的三年期间，曾遭遇坎坷之际，乘落实改善课题任务的机会，与先生结伴出差沪、宁、鄂、粤、陕、吉等地，多次长夜促膝相谈，叮嘱晚辈应以对事业的拳拳赤诚之心，自问自责，检讨自己，于困难时追求进步，于失意处切勿悲泣，对待事业不言个人成败得失。激励我在总结工作生活阅历之后，悟清学科领军人物当以群众为师，成熟的明医当以患者为师，教育者当先受教育，做个好老师当以学生为师。1997 年当我复出重新挑起校长职务时，多次告诫我“有权勿滥用，得意勿忘形”，应顿悟深谙团结、学习、求是、创新的重要，坚持双肩挑管理干部“自讨苦吃，朴实进取”的作风。先生的嘱咐至今回荡在耳际，仍记忆犹新。

两年前，任继学老师辞世，中医药界学人无不动容感叹。于今朝长春中医药大学设“继学书屋”，以追忆承传先生做人治学之风范。缘先生系吾辈良师挚友，故撰文志贺寄托感恩之情。先生崇尚国故，仁术并重，专攻临证，彰显效力，总以惠民为天。其求实创新之举，悟道引航之功，甘为人梯之德，破策问难之论，历久弥新启迪后学；其独立之精神、自由之思想，博极医源精进沉潜；其修为淡定淡雅、唯善是从。总之，先生仁德必将常青于杏林，不竭于橘井，而流芳于千古，惠泽于万众。近闻任玺勃、南征先生辑任继学老师全书，一则弘扬岐黄之学，二则阐释先生学术思想，士当弘毅任重而道远，愿吾辈勤于耕读以求薪火传承。迄今书稿辑成付梓之时，幸甚至哉，乐观厥成。

中国中医科学院名誉院长
中国工程院院士
中央文史研究馆馆员
王永炎
壬辰季秋

三、《一代儒医萧龙友》序

崇向国故，追思前贤，令吾辈学人晚年垂慕而倍受鼓舞。欣闻萧承悰教授近著《一代儒医萧龙友》，真乃可喜可贺之事。是书系前辈萧龙友先生嫡孙女萧承悰教授纪念萧先生140周年诞辰，仙逝50周年而作。萧先生是文史学家、书法家、中医学家、中医教育家，生平跨越两个世纪，适民族于水深火热之中，国学遭遇摧残，中医历经坎坷，萧先生一代儒医，为彰显国故勤勉奋争而成就卓越，实为今人楷模。当今笼罩在中医学人头上“不科学”的阴霾逐渐消散，中医受歧视的日子即将过去。由于东学西渐与西学东渐并存，中医药学渐为科学家首肯，其深厚的社会基础，已为百姓拥戴，我们即将迎来中医学术发展的良好机遇。为此感怀故人忠诚国学、笃志国医之精神，自当相互勉励，严谨治学，为事业出力，为学术修身，为群众造福。

传承、创新、现代化、国际化是时代赋予吾辈学人的使命。传承是基础，创新是目的，学习前贤之学说，而发煌古义，诠释医理既是传承又是孕育创新；现代化是国家民族的要求，适应13亿人口的大国办卫生，以现代科技整合中医药原创优势，我主人随地体现人文关怀，国际化首当着眼于为人类健康做建立统一的新医学与新药学的前期准备。什么是中医学自身的规律？我认为是中国自然哲学引领下的整体医学，自适应、自组织、自调节、自稳态维护健康防治疾病，一切都要顺应自然。中医学的理论框架是天人相应、辨证论治、形神一体。中医学重视临床医学，鲜活的诊疗经验，显著的临床疗效最富有活力。还原分析用模式生物方法研究中医药虽不可或缺，然而应在系统论指导下去拆分再将数据归于整体去分析。毋庸置疑中医药研究更需要人体实验，学习循证医学方法克服局限性，按中医自身规律去设计去观察做总结出成果，而后辐射推广弘扬学术而造福桑梓。

喜读《一代儒医萧龙友》一书，其中家学渊源足知先生饱学经史子集，熟谙四书五经，学问功底之深厚。先生热衷于教育，于变法维新之始即在山东济南办高等学堂，亲拟章程兼任教习至今留有政声。先生于1928年践行不为良相便为良医的夙愿，曾被内务部聘任为考试中医士襄校委员，先生自号“息翁”，为弃官行医自撰《息园医隐记》，文刻扇骨珍藏于世。1934 年北京举行第一次中医会考，主考官即萧龙友、孔伯华、施今墨、汪逢春四位，此即京城四大名医之由来。萧先生一生致力发展中医教育事业，主张“非学校医院并设，使学习与临床互有经验，不易取得良好效用”，至今仍有指导意义。萧先生与孔伯华先生创办北平国医学院，可谓筚路蓝缕，倾囊解助，愈挫而弥坚。新中国成立后，萧先生当选全国人大第一、第二届代表，曾任主席团成员，作为中医学家当选中国科学院学部委员（即今院士），曾任中国中医研究院名誉院长。萧承悰教授将萧先生医道医术凝练升华汇总成篇，寓薪火传承之志，现佳作已成，邀我写序。深感学友厚谊，铭刻先贤遗愿，予重振国医学弘扬国医矢志不移，愿与同道共勉。

王永炎　己丑仲夏

四、“中医临床必读丛书”序

中医药学是具有中国特色的生命科学，是科学与人文融合得比较好的学科，在人才培养方面，只要遵循中医药学自身发展的规律，只要把中医理论知识的深厚积淀与临床经验的活用有机地结合起来，就能培养出优秀的中医临床人才。

近百余年西学东渐，再加上当今市场经济价值取向的作用，使得一些中医师诊治疾病，常以西药打头阵，中药作陪衬，不论病情是否需要，一概是中药加西药。更有甚者不切脉、不辨证，凡遇炎症均以解毒消炎处理，如此失去了中医理论对诊疗实践的指导，则不可能培养出合格的中医临床人才。对此，中医学界许多有识之士颇感忧虑而痛心疾首。中医中药人才的培养，从国家社会的需求出发，应该在多种模式多个层面展开。当务之急是创造良好的育人环境。要倡导求真求异，学术民主的学风。国家中医药管理局设立了培育名医的研修项目，首先是参师襄诊，拜名师制订好读书计划，因人因材施教，务求实效。论其共性则需重视“悟性”的提高，医理与易理相通，重视易经相关理论的学习；还有文献学、逻辑学，生命科学原理与生物信息学等知识的学习运用。“悟性”主要体现在联系临床，提高思想思考思辨的能力，破解疑难病例获取疗效。再者是熟读一本临证案头书，研修项目精选的书目可以任选，作为读经典医籍研修晋阶保底的基本功。第二是诊疗环境，我建议城市与乡村、医院与诊所、病房与门诊可以兼顾，总以多临证多研讨为主。若参师三五位以上，年诊千例以上，必有上乘学问。第三是求真务实，“读经典做临床”关键在“做”字上苦下功夫，敢于质疑而后验证、诠释进而创新，诠证创新自然寓于继承之中。

中医治学当溯本求源，古为今用，继承是基础，创新是归宿，认真继承中医经典理论与临床诊疗经验，做到中医不能丢，进而才是中医现代化的实施。厚积薄发、厚今薄古为治学常理。所谓勤求古训、融汇新知，即是运用科学的临床思维方法，将理论与实践紧密联系，以显著的疗效诠释、求证前贤的理论，寓继承之中求创新发展，从理论层面阐发古人前贤之未备，以推进中医学科的进步。

综观古往今来贤哲名医均是熟谙经典，勤于临证，发遑古义，创立新说者。通常所言的“学术思想”应是高层次的成就，是锲而不舍长期坚持“读经典做临床”在取得若干鲜活的诊疗经验的基础上，应是学术闪光点凝聚提炼出的精华。笔者以弘扬中医学学科的学术思想为己任而绝不敢言自己有什么学术思想，因为学术思想一定要具备创新思维与创新成果，当然是在继承为基础上的创新；学术思想必有理论内涵指导临床实践，能以提高防治水平；再者学术思想不应是一病一证一法一方的诊治经验与心得体会。如金元大家刘完素著有《素问玄机原病式》，自述“法之与术，悉出《内经》之玄机”，于刻苦钻研运气学说之后，倡“六气皆从火化”，阐发火热病证脉治，创立脏腑六气病机、玄府气液理论。其学术思想至今仍能指导温热、瘟疫的防治。严重急性呼吸综合征（SARS）流行时，运用玄府气液理论分析证候病机，确立治则治法，遣药组方获取疗效，应对突发公共卫生事件造福群众。毋庸置疑刘完素是“读经典做临床”的楷模，而学习历史，凡成中医大家名师者基本如此，即使当今名医具有卓越学术思想者，亦无例外，因为经典医籍所提供的科学原理至今仍是维护健康防治疾病的准则，至今仍葆其青春，因此“读经典做临床”具有重要的现实意义。

值得指出，培养临床中坚骨干人才，造就学科领军人物是当务之急。在需要强化“读经典做临床”的同时，以唯物主义史观学习易经易道易图，与文、史、哲，逻辑学交叉渗透融合，提高“悟性”指导诊疗工作。面对新世纪东学西渐是另一股潮流，国外学者研究老聃、孔丘、朱熹、沈括之学，以应对技术高速发展与理论相对滞后的矛盾日趋突出的现状。譬如老聃是中国宇宙论的开拓者，惠施则注重宇宙中一般事物的观察。他解释宇宙为总包一切之“大一”与极微无内之“小一”构成，大而无外小而无内，大一寓有小一，小一中又涵有大一，两者相兼容而为用。如此见解不仅对中医学术研究具有指导作用，对宏观生物学与分子生物学的连接，纳入系统复杂科学的领域至关重要。近日有学者撰文讨论自我感受的主观症状对医学的贡献和医师参照的意义；有学者从分子水平寻求直接调节整体功能的物质，从而突破靶细胞的发病机制；有医生运用助阳化气，通利小便的方药能同时改善胃肠症状治疗幽门螺杆菌引起的胃炎，还有医生使用中成药治疗老年良性前列腺增生，运用非线性方法，优化观察指标，不把增生前列腺的直径作为唯一的“金”指标，用综合量表评价疗效而获得认许，这就是中医的思维，要坚定地走中国人自己的路。

人民卫生出版社为了落实国家中医药管理局设立的培育名医的研修项目，先从研修项目中精选20种古典医籍予以出版，余下50余种陆续刊行，为我们学习提供了便利条件，只要我们“博学之，审问之，慎思之，明辨之，笃行之”，就会学有所得、学有所长、学有所进、学有所成。治经典之学要落脚临床，实实在在去“做”，切忌坐而论道，应端正学风，尊重参师，教学相长，使自己成为中医界骨干人才。名医不是自封的，需要同行认可，而社会认可更为重要。让我们互相勉励，为中国中医名医战略实施取得实效多做有益的工作。

王永炎

2005年7月5日

五、《中医学思想史》序

先晋者常说，学习中医最要紧的是“悟性”，悟性包含着思想、思考、思辨、思维，还需要有正确的世界观与方法论。毋庸置疑，中医学思想与中医学思想史的研究太重要了。近年来，我越发感觉到中医学思想是构建中医学学科理论框架的核心内容之一，而中医学思想史则是中医医学史的灵魂，同时对医史学的深化研究也至关重要。李经纬老师与其学生张志斌博士主编的《中医学思想史》一书，是源头创新的标志性成果。所谓源头因其涉及中医理论基础的根本问题，当是基础理论领域的基础，至于标志性成果则在于它对中医学科的建设将起重要的推动作用。同时，历练与培养了从事该领域学术研究的人才，敢做世人想做而未曾做的事，实为难能可贵，值得同道们庆幸与称颂。

20 世纪近代科学与技术有长足的进步，它带给人们物质与文化生活的提高，科学家们追求将理论以简单、清晰、明了的形式展现在人们的面前，使人易于接受，能够掌握运用，并能获取巨大的效益。然而，20 世纪 80 年代以后，科学研究，特别是在生态平衡、生命信息、人工智能、神经网络等理论领域，人们产生了一个基本的共识——在自然界和物质世界中，还存在着一个复杂系统。因此，开始有学者提出了复杂性科学（complexity of science）的概念。它的提出兴起了一场跨学科、交叉学科融合的科学革命。复杂性科学是以还原论、经验论及“纯科学”为基础的经典科学吸收系统论、理性论和人文精神发展形成，是研究自然、社会的复杂性和复杂系统为核心的新学科。联系中医学的学科属性，它是以生物学为基础与理化数学交融，与人文哲学渗透的学科，显然是属于非线性复杂系统的研究对象，所以近代科学的理论与技术运用于中医、中药的研究，经历半个世纪，虽有一定的发展，然而少有标志性的成果，可以说中医药学学科建设与产业发展尚不能符合时代与人民的要求。我认为目前期待着的中医药现代化绝不仅仅是引进、吸收先进技术问题，而更重要的是从事中医药科研工作的学者，与相关学科参与中医药研究的科学家们需要构建新的理念。换言之，即是应用复杂性科学的观念，在混沌与有序的界面上将非线性降阶为线性，将复杂与简单统一，创立一种新型的辩证思维模式。

1993 年，我在编写《临床中医内科学》弁言中提出：中医学是研究人类生命过程以及同疾病作斗争的一门科学，它具有独特的理论体系和丰富的临床经验。其理论体系的形成受到古代唯物论和辩证法思想的深刻影响；其临床医学从整体观念出发，以辨证论治为核心，研究疾病的发生、发展及防治规律，研养生、康复增进健康、延长生命的方法，它是一门理论与实践统一的、具有中国特色的生命科学。那时候，我已经意识到中医学是植根于中国文化的土壤里，但对中医学思想研究的重要性还处于朦胧状态。1995 年以后，有学者提出中医文化研究的命题，甚至对实证研究提出异议。而另外一些学者则主张中医研究应剥去人文与哲学的外壳，纳入纯生物学研究的轨道。面对这场争论，为了寻求解答，我学习了惠子（惠施，约公元前 370—前 310）所论“大一”与“小一”相互包容、辩证统一的观点，从而提出宏观与微观的结合、综合与分析的结合，主张大学科的理论，广兼容的措施。对于中医研究从文化到文化，认为不足取，而应该从文化到医学；对于纯生物学的研究方法忽视了人文哲学作为中医学思想的重要内容，同样不足取。尤其是今天，应强调做好学术继承，保持与发扬中医学科的优势。从 1999 年起我开始阅读复杂性科学的相关论著，渐渐体会到中医中药作为非线性复杂系统的研究对象，其融入人文哲学具有丰厚的中国文化的底蕴，正是学科的长处，不言而喻，中医学思想史的研究对中医学术研究的重要性具有鲜明的现实意义。

在迎接新世纪的时候，应该清醒地认识到高新技术迅速发展与理论相对滞后的矛盾更加突出了，难怪某些西方学者以极大的热情学习老聃、邹衍、沈括、朱熹等的相关理论，探索新领域、新思路。中国科学院路甬祥院长在 2000 年 6 月第十次院士大会的工作报告中指出：“历史要求我们面对新形势，抓住新机遇，努力建设国家科学思想库。”又说：“科学的发展在继续分化的同时，更多地走向交叉和综合，人们将更多地关注与研究复杂过程与复杂性问题，科学创新活动的全球化和大科学工程的国际化已成为事实。”正是在这样的前提下，《学科思想史文库》的编撰工作得以顺利地完成。李经纬老师牵头的专家群体勇担重任，付出艰辛的劳动，遵循着中医学思想史以阐释中医学思想发展的历史轨迹为主线，对影响和指导中医学发展的哲学思想、方法论思想，以及中医学赖以建立的基本概念、范畴、原理、原则的发展历史做系统、全面的研究，为从事中医药学研究、医疗、教育工作的学人提供借鉴的历史经验和可遵循的客观规律。当今，我作为中国中医研究院的现职的管理者，衷心地感谢李经纬老师及参加编撰的专家教授为中医药学科建设和中医药事业的发展所做的贡献，这是凭着爱国主义激情所做的一份有意义、有力度的工作，可谓功在当代，利在千秋。

书已脱稿，李经纬老师督促于我，实为对学生的鼓励。诚然，“感编写之仁心，庆梨枣之寿世”，谨致数语，乐观厥成。

中国工程院院士

中国中医研究院院长

王永炎

2001 年春

六、《明医之路　道传薪火》序

一画开天，万象更新。20世纪50年代，中医中药踏上了复兴之路。1956年，在党和政府的阳光照耀下，北京中医学院诞生了，一代青年学子走进了校门。回首在校六年的求学历程，倍感温暖与幸福，但也有几分苦涩与惆怅。半个多世纪过去了，得益于母校的哺育，我们成了明医。为弘扬中医药的原创思维与优势，我们仍在尽心竭力地工作着。今日，已逾古稀的中医学人聚在一起，几位学长倡议首届毕业生写一点文字，将一生的学习、求索经历与感悟留传给后学，敬献给母校，于是便汇集撰著成《明医之路 道传薪火》这本书。

回顾20世纪初叶，西学东渐，倡导新文化运动，举起科学民主的旗帜，无疑对推动社会进步有过积极的作用。然而，发起对中国优秀传统文化的批判，所谓“打倒孔家店”等则贻害深重。幸而尚存兼通西学而热衷国学之一代先贤，诸如陈寅恪、梁启超、马一浮、熊十力等，他们逆风挺立世间，主张崇尚国故、追思前贤，谋求中华文明的传承发展。20世纪30年代旧国民政府曾有废止国医案，这显然是扼杀中华文明瑰宝之大谬，此举遭到民众反对，中医先辈奋力抗争，大声疾呼，维护国医国学，真可谓力挽狂澜，为中医药的生存做出了伟大奉献。忆往昔，吾辈铭刻在心，不敢忘怀。时至今日，已是东学西渐与西学东渐并存的时期，东学西学和而不同，当互补互动。二元论、还原论对科技进步曾发挥过重要作用，对人类物质文明与精神文明的提高功不可没；一元论、系统论兴起于中华民族，它将为哲学科学赋予新概念、新模式、新生命。毋庸置疑，它将指引自然科学与人文科学的融合，促进健康医学的发展。

古往今来，中医中药扎根于基层，具有深厚的群众基础。当今，有鉴于医学模式与疾病谱的巨大变化，民众更加企望运用中医药调心身、治未病，为怡心养性、延年益寿多做奉献。老一辈革命家毛泽东、周恩来制定的中医政策深入人心，影响深远；中央政府积极扶持中医药事业与产业的发展，业绩辉煌，成绩斐然；进入新世纪，我们迎来了中医药事业发展的机遇期，前景光明，充满希望。中医学人虽亲身体悟到春天般万象更新的时代气息，然而乍暖还寒，我们必须传承前辈的夙愿继续努力，弘扬中医药学原创思维与原创优势，朝着健康医学与生命科学的方向去完成前辈未竟的事业。

21世纪，中医药学科建设必须置于大科学的背景下创新发展，必须适应大环境的变迁，必须体现大卫生的需求。医学家们将转化医学、数字（网络）医学与再生医学作为医学发展的趋势与支柱。中医转化医学以临床实践经验与人体实验验证为开端，结合模式生物的基础研究，再落实到指导诊疗，提高临床疗效；还有从医院的成果规范普及到社区乡镇，从科研成果的新技术、新方药辐射到基层，使广大民众受益。总之，实施“临床–基础–再临床–产业–人才”系统的构建，推进转化医学的发展是一项重要的民生工程。转化医学从现代理念上将中医药原创的整体观念、形象思维、辨证论治、形神一体和治未病等理论与实践吸收运用，必将产生重要的学术影响力，体现中医药学的科学价值。应该指出，中医药学的研究与创意，朝向大科学，需要正确的宇宙观、科学观的指引。天、地、人一元论源于长期农耕文明与象形文字的影响，有益于将宏观与微观、综合与分析、关系本体论与实体本体论连接起来。传承中国人的学问，贯通儒释道及诸家之说，令东学西学兼收并蓄，以中医天人相应、辨证论治、形与神俱为主体框架，在系统生物学的指引下还原分析，从整体出发的多因素、多变量、多层次的基础研究，再回归到整体作出初步结论。中医学的精髓是临床医学，无论基础理论研究，或是方药开发研究，均从临床开端，又落脚到提高临床防治水平的终点。显而易见，与多学科相融合的“过程系统”是重要的方法学。当今自然科学领域也需要多学科融合，牛顿、居里夫人的时代已渐渐逝去。当然，我们尊重科学家出于自身爱好、志趣的创意，而今天科学研究处于不同时空的不同需求，针对凝练的科学问题，需要多学科领军人才主持，以全局意识、共情能力和人文素养团结专家群体在一起工作。中医学人要善于与多学科专家学者协作，虚心学习，刻苦钻研，对中医临床学科要引进循证医学的理念与方法，学习与掌握临床顶层设计与疗效评价的方法和相关技能，对中医临床优势病种以高质量、高级别的循证证据，取得中医、西医、国内、国外共识的疗效，展现中医药学的生命力。中医基础医学研究与健康产业开发必须重视方法系统创新，将理解、解释与应用三位一体的科学诠释学，用于独具原创性的概念诠释，诸如藏象、经络、证候、冲任、五运六气等，以充实现代医学科学，体现出愈是民族的则愈是世界的，将本土化与全球化连接在一起。吾辈学人虽已年迈，理应自勉自重，关心创新团队建设，倡导宽容，允许失败，克服浮躁与急功近利，要树立良好的学风与作风，淡定方能淡雅，为团队修身才能为事业出力。

《明医之路 道传薪火》一书由 1956 级的几位学长倡导发起，追忆往事，提炼医教研实践中的经验与感悟，肩负起承前启后的历史责任。健在的诸位学长多数是既从事中医临床诊疗工作又承担教书育才重任的医师、教师，他们从鲜活的临证诊疗经验积淀中，体悟中医药学自身发展规律的真谛，适应传承创新中医药事业的需求，抒发中和融通、格物致知的情怀，坚持熟读经典勤临证，发煌古义创新说。今天，吾辈中医学人由追随师长为生存而奋斗已过渡到为发展谋规划的新阶段。论发展，当从理念、技术、器物三个层面去研讨。有鉴于“技术与器物”不具备为哪个学科服务的专属性，譬如功能磁共振与液质联用的新装备是化学与物理学的科技成果，可用在生物体对生命现象进行观察研究，同样可以用来作中医诊疗的相关研究。若论及理念，中医学的原创思维与中医学自身规律则是必须回答的关键问题。中医学是自然哲学引领下的整体医学；中医学科的自身规律是自适应、自组织、自调节、自稳态；中医学是天地人相参、精气神一体、生长发育顺应自然的健康医学；中医学的原创思维主要是形象思维，重视临床观察，包括舌象、脉象、证象、象及病象等，体现科学与人文融合，调心与调身并重，而以疗效作为检验的证据。中医药学秉承中华传统文化的形象思维，搜集整理客体（患者）的四诊信息，通过主体的观察分析，提升为具象思维，对主体意识中的物象资料进行有目的的加工。总之，形象思维与具象思维、抽象思维共同构成中医学基本思维模式。目前，医学科学正经历由信息时代向概念时代的过渡。概念是人类对世界认知过程中最小的知识单元，概念被认为是思维的基础，与判断和推理并列为思维三要素。现实世界人们重视高概念与高感性的思维。何谓高概念？“高”在何处？首先具有现代理念，以一元论、系统论正确的宇宙观、科学观为指导；重视概念间存在着各种复杂的联系，深入进行事物相关性的研究；还有概念的更新与延伸，用来指导实践活动的创新。至于高感性，则是情商的表述，全局意识、共情能力、模式识别具有全新的创意。当我们对西学与东学作简要比较时，可以看出西方侧重判断“是与否”，重实证，重逻辑，具备精确性与可测量性；东方侧重判断“吉与凶”，重形象，重关联，具有动态时空的不确定性和非线性。显然东学西学兼容，若能互补互动，则可提高生命科学与医学对人类健康的贡献度。当今倡导创造性思维，而所缺的则是象思维与象科学，而我国中医学素以形象思维和整体观念为核心，若能联系综合集成的思路，结合我国首创的复杂巨系统的观点，诠释天人相应与辨证论治，从思维科学出发，融入系统论，则可为中医药现代化奠定基础。

《明医之路 道传薪火》所载的文章内容，最可贵的是诸位学长多年运用于临床的识证、组方、遣药屡获良效的鲜活经验，读后可直接再次临床验证，为民众解除疾苦。然医者意也、理也、易也，善于融汇新知而成明医者，必当追思前贤崇尚国故，而后立德修身不断提高“悟性”，于临床中慎思明辨又回归临床提高疗效，并能凝练理论内涵，令终身受益。论及中医治学，当以临床为本、理论为根、技艺为用；学科的进步，当以肯定疗效、规范标准、发现机理为要务。譬如，2009 年恰逢中华人民共和国成立 60 周年庆典，甲型流感肆虐，先期服用清解肺热之轻剂，佩戴香囊做预防，对轻证病患拟定辨治方案辐射推广全国，依诊疗指南规范治疗，获取高质量循证证据为民众防控疫病服务，还获得一定的国际学术影响力。对危重患者吐粉红色血水者仿《温病条辨》上焦篇“太阴温病血从上溢者以犀角地黄汤合银翘散主之”，运用中药注射剂以静脉滴注途径治疗以冀生还的希望，而后复习刘完素撰著的《素问玄机原病式》的玄府气液理论进而研讨诊疗机理。20 世纪还原论盛行时期有人否认中医理论，并提出中医学说没有形态学的基础云云。21 世纪初叶，诸如“过分向自然索取必遭报应”的现象理论，警示人们的行为，环境生态顺应自然何等重要！中医学有“恬澹虚无真气从之”与“正气存内邪不可干”等和合平衡理论，既重视“邪侵正”，更强调“正胜邪”，对今天实施转化医学具有重大的现实意义。中医学理论有朴素的现象理论成分，体现了深厚的华夏人文哲学底蕴，最重要的是它有指导实践的理论价值，充实了系统科学与整合医学。在中医学基础理论指导下构建中医诊疗模式，以象为素，以素为候，以候为证，据证言病，病证结合，法依证出，方证相应。该模式具有普适价值、稳定结构与永续动力；该模式以象为素，从象开端，而后立象以尽意，体现了象思维、象科学中医学的原创优势；该模式表达了医患主客体复杂的认知过程与实践经验积累过程，具备动态时空多维界面上下互通的综合集成特征；该模式贯穿着理法方药一致性，承制调平的目标动力系统，圆融和合防治求本的主体思想。抚今追昔，在全新思维的概念时代，中医药学人奋起直追，创新发展，我主人随地弘扬学科的优势与特色。

在中医药学的发展历程中，中药始终是防治疾病与维护健康的重要手段。60余年在中药材抚育栽培、饮片规范生产、中药新药研究开发及药性理论诠释创新等方面均有长足的进步。目前，国家通过实施各类科研计划，积极探索创新方剂配伍与现代复方中药的新技术、新方法、新机制，同时实施中药资源合理利用的保护措施，推进中药健康产业的现代化、集约化可持续发展策略，已取得重要的成就。适应大科学背景下医疗卫生体制改革的需求，中药学学科建设要开展“品、质、性、效、用”一体化的系统工程。品种的种质资源研究重点是中药材的道地性，重视优质药材的培育。品质药性研究方向朝着效用的实际需求，为临床治疗与康复保健服务。新药制剂的研究应坚持理法方药剂工质效结合，以提供安全、有效、可控的现代中药大品种。值得指出，中医学人更应重视个体化诊疗优势的发挥，要强化辨证使用饮片的水煎汤剂，这是提高辨证论治水平的重要途径，也正是诸位学长于本书中所倡导的根本方向。

我们热爱母校，她把我们培养成为一代明医。母校在进步，她自20世纪60年代即被教育部定为全国重点院校，今天她已成为21世纪建设的重点大学和教育部直属院校。我们关心母校，期待着她再创辉煌，真正成为国内一流、国际著名的医药名校。洞察现实的中国，有识之士开始问责大学培养的人才社会适应性差，这是因为当今博士不博、创新能力不足，这已是学界的共识。全球仿照 19 世纪德国人创立的学科体系分专业、分层次培养人才，历时百余年，成就斐然。进入新世纪，高等教育走向大众化，知识社会的变迁导致知识工作者的培养多元化，大学与社会的界限变得模糊；学科设置、知识类别与知识标准也随之变化，传统的知识体系与学科界限也渐渐融合。以需求为引领，多学科融合培养人才，拓宽基础，落实通识化教育，以应跨学科研究工作的开展，已成为时代的亟须。关键的所在，是中国的高等教育延续了西方的模式，至今仍是基本照搬。今后是借鉴赶超呢，还是回首追寻中国人自己的路？应当说，我们对待宋代书院、太学与科举制度，应取其优质而发扬，兼取批判态度，认真作一分为二的分析，发掘积极的要素，寻求有益的经验。家传、师授、学派的传承与太医院的教习，均是培育明医的门径。另外，古有称务农可以培育明医。当然不是说非务农不能明医。1956 级学生教学实习与毕业实习时带教的中年教师相当一部分是来自县乡两级农村第一线的中医师，他们生活在大自然中，体悟农民日出而作、日落而息的农耕文明，对于理解、诠释天地人一体的宇宙观与生命观及认识中医学原创优势多有裨益。本届毕业生在校时多次下乡学农务农，并下矿区劳动锻炼，这对于明医素养的提高起到了潜移默化的作用。

书濒脱稿，承蒙本届毕业的学长们的信任、鼓励与厚爱，由我来写序言，心中惴惴不安。有感于学友深情，不敢懈怠，只有尽心竭力。今日，笼罩在中医学人头上“不科学”的阴霾正在消散，作为“整体医学”的原创思维与原创优势渐成科技界的共识，中医药事业有政府的积极扶持，百姓的企盼爱戴，发展形势有喜有忧而总体看好，我们迎来了良好的发展机遇期。倚重后学者，甘当铺路石子，冀望中道和合，青出于蓝又胜于蓝，事业中兴发展，学科首善常青。让吾辈追思前贤，立德养性，唯道是从，团结一切关心、参与中医药事业发展的相关学科的智者仁人，互相勉励，倡导筚路蓝缕迎难而上的精神，为创建统一的新医药学奠基，为人类健康事业与生命科学的发展，向着光明未来迈进。

北京中医药大学 1956 级学生
中国工程院院士
王永炎

七、朱琏先生诞辰110周年纪念会暨朱琏先生针灸学术思想研讨会的贺信

各位领导、各位学长、针灸所全体及同学们：

今天举行朱琏先生诞辰110周年纪念会暨朱琏先生针灸学术思想研讨会，以豪迈的激情追忆中国革命的伟大女性，成就卓越的医学家、针灸学家、临床家、教育家。学习她在战争岁月救死扶伤的人道主义精神，学习她治学执教励志创新为针灸学术研究做出的奉献，学习她面对时代的泥泞坎坷坚持为民服务坚韧的生命力。人生系统的反思，她的一生是革命的、奋斗的、廉洁的为民众服务的楷模。我读过张立剑先生撰著的《朱琏与针灸》一书和朱兵研究员写的序言，深切感悟到朱琏先生力创新说培育后学竭蹶尽责，求真务实储善以立命堪称一代学者的榜样。回首她创办的卫生部针灸疗法实验所并于1951年出任第一届所长，继至1995年卫生部中医研究院成立时并入为该院针灸研究所，朱琏先生任首届所长。其业绩为我院院史与针灸研究所历史增添了浓墨重彩，镌刻着令后辈中医学人景仰的丰碑。渴望今世中医学者后薪续前薪以前辈的夙愿作新征程传承创新的动力。

回顾上古图腾时代的砭石医病是中华医学的开端，文艺复兴的中世纪体表医学在全球盛行，我国隋唐以降针灸医疗渐臻完善而晋成学科，无论盛唐的繁荣抑或南北朝的战乱，城乡医生们疗伤治病防控疫病挺立于危难之际救民于水火维护着民族生息的繁衍，医者秉承仁心仁术始终推动学科的发展进步。然而自19世纪始在欧美体表医学渐次式微，唯有中国与东亚腧穴经络刺法灸法的实践于临床诊疗技术仍广为传播。尤其在标准化制定与针刺针麻机理的研究，中国曾设立攀登计划，我院针灸所牵头曾取得了对学科发展有意义有力度的科技成果，从生物神经机制研究与临床循证医学的疗效观察都具有国际影响力。我在全国人大常委会委员与国家“973计划”重大基础研究顾问组任上，曾呼吁科技部应持续列入重大创新领域加大经费支持。

习近平主席指出，中医药学是中国古代科学的瑰宝，也是打开中华文明宝库的钥匙。唐代孙思邈在《大医精诚》中指明，医者“必须博极医源，精

勤不倦”。医学的起源，深邃的哲理源于尚无文字史前期的中原流域对黄河天文、地理、物候、气候诸因素，观测绘制的河图洛书与负阴抱阳冲气为和的太极图。冲气即太和真灵之气，是整体观动态变化流转之气，一气可化生为精，气聚成形，形立神生。气、精、神是生命的本源。中医理论重视象思维，观象论病以治未病辨证论治为原创优势。重在临床实践以证候为核心，具象立意将临床经验与哲学思辨相结合。培育原象思维的创生性，以创新作为学科发展的原动力。中医学具有科学与人文的双重属性，符合当今高概念的特征。20 世纪 90 年代中医政策由团结中西医调整为中西医并重，紧随着中华民族的伟大复兴实施文化强国与全民健康的战略，中医药学迎来了天时、地利、人和前所未有的发展机遇期。我们要认真地继承优秀的中华传统文明，天人合一的宇宙观，生生不息的民族特质，和而不同的终极理想，厚德载物善于包容一切东西方文化精华与科学成就。传统文明不仅是过去的，而是连接过去、今天、未来的历史流程，崇尚国故唯道是从，以仁德五常作行为示范，克服人生价值观的变异，以诚敬中和铸就学者的灵魂，构建团结和谐创新的学术团队。科学研究需要数据支撑，循证医学“循”的方法要改进，朝多元化、多学科循证科学发展。大数据时代的激活数据学为中医古今上千种名家医案的梳理、总结、发掘为“活”的大数据以诠释辨证论治的理法方药创造了条件。每位医生日常诊疗的病例都将成为大数据发掘的重要信息资料。目前，信息智能两化融合的数字化新纪元的到来，航天探月深海观测，暗知识暗能源的发掘都是人类的创造。科学论证与哲学思辨结合引入中医学的研究，太虚寥廓浩瀚的宇宙苍穹为人类探索发挥原发创生性拓宽了时空，前景是美好的。古朴深邃的中国医药学的再度辉煌必须脚踏实地攻坚克难才能实现。

祝愿针灸研究所不忘初心，牢记使命，继续奋斗，创造美好的未来。

王永炎　敬署

2019 年 9 月

八、崇尚国故继承创新——《中国中医药重大理论继承创新典藏》序

中华民族的伟大复兴必须有文化强国的战略，必须有全民健康的教育。医学是科学与人文融合的学科，医学不是纯科学，医学离不开哲学，也离不开经验。医学是人学，在自然哲学引领下一切与人为对象的学问均与医学相关。人有生必有死，医学是死由向生的和缓，尽享天年；是疾病苦痛减轻；是依靠科学成果与人为准则结合的学科。而医学学科建设是卫生事业的基石。中医药学是以中华民族国学儒释道一源三流为指针，以临床医学为核心，高等教育有教席，科学研究、事业产业、学术期刊成体系，被国务院、国家学位委员会认定的一级学科，是具有科学与人文双重属性的学科。

对于任何一门学科来说，创新一定是其发展过程中亘古不变的主旋律，于古老的中医学来说尤是如此，正所谓“若无新变，不能代雄”。但中医学如何做到更好地创新发展，却是我们首先应该思考的重大问题。中医药学产生于中国古代农耕文明，许多思想和原则乃至具体方法都与当地工业文明的科学体系有所差别。不同文明体系和不同科学的冲突、融合、裂变，以及再裂变再融合的格局，对于中医学这门古老的医学既提出了挑战，又提供了新的历史发展机遇，近百年的中医学坎坷历程就是这一过程的真实写照。

我们中医药工作者首要是重视传承，要在传承的基础上创新。传承不仅仅要传承中医药几千年来梳理汇集的哲理实践及其宏富的临床经验，更重要的是要传承发扬中医学中所蕴藏的人文美学，以及整体观、“尚同”“尚一”小康和合的哲学思想。作为社会成员奉行敢担当、识常变知无常的“儒释道”国学准则，坚守优秀特质传统文化兼取吸纳异质文化的养分，东学西学的整合，既具有内驱力又重视外动力，但必须是我主人随的原则。中医学强调动态流变直观的整体，注重关系本体，论关联性研究，重仁德善行，重义利事功，重良知医德，强化人自身的修养。在当今高概念、大数据、大健康

与大学科的时代，弘扬一元正气、形神一体、民胞物与、取象易数的原创思维，诊治现代难治病与病毒性感染病的原创优势。应有文化自觉、自信、自立，在中医药学学科领域崇尚国故，追思贤哲对人与自然和人际关系，创造和谐稳定的人类文明，以及对生命健康真谛的体悟和探索。人必须消融在大自然中，“天人合一”维护环境绿色建设十分重要。当然，当今社会多极化的政治多元化的文化，现代科技高速发展，多学科有机融合，中医药学运用现代科技的方法手段，如生物化学、结构生物学多基因组学做研究，并用现代语境诠释表达成果是应该提倡也是必需的。

中华人民共和国成立以来，在党和国家中医政策的支持下，广大中医药工作人披荆斩棘，砥砺前行，我深切地感到师长与学长们在中医政策执行不力、中西医并重不落实，中医药学处于弱势学科的情况下，紧紧围绕国家战略和社会需求，开展多学科协同研究，集成创新，取得了许多有益于人民健康和国际影响力的重大研究成果。

目前，党和政府提出弘扬中华民族传统文化是建设富强中国的基石，“天下为公、世界大同”“三个代表”“八荣八耻”“一带一路的共商、共建、共享”，都是优秀传统文化的展现。“文化大革命”结束百废待兴，邓小平同志提出以经济建设为中心，又提出“韬光养晦”的策略，为我国改革开放带来了 30 年的发展机遇，传统文化的负性逻辑也很重要。我从来肯定“五四”新文化运动，倡导科学、民主，然而“打倒孔家店”是错误的，同理“文化大革命”中“打倒一切”都压抑摧残了传统文化的继承。今天回归中华民族优秀传统文化的中国智慧绝非偶然。中医人备受鼓舞，迎来了软实力的擢升。《中医药法》的实施，《中医药发展战略规划纲要（2011—2030 年）》的部署，为我们带来了前所未有的机遇期。“借得东风四海航，挂帆直下三千里”。我们应该深刻认知当代中医基础理论发展的责任感、使命感、紧迫感，重视临床对现代难治病诊疗研究与共识疗效的评估，宏观深入地对治未病与辨证论治优势的辐射推广。应该从战略科技特区的基础性、前瞻性、系统性进行全方位、多视野、一体化格局的中医理论科学研究和体系建设。“将升岱岳、非径奚为？欲诣扶桑，无舟莫适”。《中国中医药重大理论传承创新典藏》博采众长，既宗古训又弘新意，实为中医药科学研究与临床实践之“门径”与“舟楫”。

中央文史研究馆馆员

中国工程院院士

中国中医科学院名誉院长

王永炎

九、“疑难杂病证治丛书”序

疑难杂病，“疑”表现在病无常病，“难”表现在法无定法。

疑难杂病临床表现极其复杂，表里上下、寒热温凉、脏腑经络、气血津液均有证候反映，特别是一些年久陈病，几经多医的病证，医者临之如面对一团乱麻，无续可找，无从着手。疑难杂病病邪胶着、病性错杂、病位深痼、病势峻厉或淹缠。疑难杂病包括临床上众多的奇病、怪病、宿疾、顽症，以及病情复杂的疾病；可能包括某些功能性疾病、精神心理疾病、慢性疾病、罕见病、恶性疾病、众多的综合征和诸多诊断不明疾病等。疑难杂病可直接反应临床医师业务水平的高低，是临床医师经常遇到的、需要努力攻克的重要问题。

基于古今医家经验颇丰，应多读经典。读经典著作必须下功夫钻进去，做到真正认知理解，全靠“悟”懂。“悟”即守正创新思维，深入哲理指导临床实践。如苏轼所述：“匹夫而为百世师，一言而为天下法。”谨守核心病机，直面疑难杂病必须周详审查病史，以同理心、归属感认真聆听患者叙述，细致观察现症，全面分析病情，并借助于现代诊断技术，辨病与辨证相结合，中西医并重，优势互补。“各美其美，美美与共”，提倡合作，共同发展，企望殊途同归。紧紧把握病机特点，活法随机用药，尝试多种治疗方法，或者多法联用。

面对疑难杂病：辨证如剥笋，层层剖析；治病如抽丝，缕缕牵出。

中国中医科学院广安门医院“疑难杂病证治丛书”由各专科资深主任医师组织撰写，该丛书系统梳理了肿瘤、心血管、脑病、呼吸、消化、肾病、精神心理、内分泌等各专科所涉及的疑难杂病证治，内容翔实，系统全面，实用性强。相信该书是提高临床医师诊疗水平的好帮手，感谢编写丛书团队对我的信任鼓励，谨志数语，乐观厥成。

中央文史研究馆馆员

中国工程院院士

王永炎　敬署

庚子孟夏

后　记

本书是恩师王永炎先生集八十余年人生岁月与六十余年从医体悟而成从医之路的心悟记录，是先生将自己在中医药事业奋斗的毕生感悟汇聚为“后学医者如何明于医道”的悉心叮嘱。

明于医道者为明医。

“明医”与“名医”虽音同，但意有所不同。“名医”的临床经验一定多，学术水平一定高，社会声望一定重，学界影响一定大，可以说对医者已是难得可贵的要求了。但“名医”也可能会“盛名之下其实难副”，或为名所累难逃物役而迷失初心。而“明医”则已然超越了社会舆论对医者个人的评价，为屹立于天地间的“苍生大医”。《左传·昭公二十八年》中描述可比于周文王的贤能之人有九种优良品德，其中之一为“照临四方曰明”。汉代司马相如《谏猎书》对“明”字的释义是“明者，远见于未萌”。所谓“明”，引申意为驱走偏见与愚昧，明察真理符合规律，内心光明清澈。所以“明医”不仅是熟读经典洞悉医理，勤于临证疗效显著，更要深谙国学了解历史，顺应天地练达人情，还要与时俱进科技和人文领域的进展，同时恪守天人合德与仁心仁术。当“名医”可以以“名”为终点，而成为“明医”则始终是一条不断前行的道路。始于对“明明德”的启迪，而在“止于至善”的路上死而后已。明医的明亮不会像阳光一样耀眼，但会像烛光一样可以传递温暖并照亮他人前行之路，也像星光一样以诚敬之心带来永恒光亮指引人生方向。

先生为中国工程院院士、中央文史馆资深馆员、中国中医科学院名誉院长、北京中医药大学校长、全国人大常委会委员、中国科协常委，获奖多类，著作等身。而谈起编纂此书，提到的还是自己幼承私学，18 岁进入北京中医学院学习中医，多年间不断的治学、临床、执教、务农与研究，在多位参师引领下，以“明医”为方向不断开拓创新之路。每每谈及编写此书的目的，先生总会动情地说，“期许我带过的学生总要比我强”，希望此本小书能激励并指引中医后学在明医之路上走的更踏实、更坚定、更持久。

“读经典、勤临床、参明师、悟妙道”是先生提出的中医药传承创新之门径，其中“参明师”是中医药传承的重要特色。先生总善于听取吸纳异议，以诚敬尊异者为师，这受到之前跟随多位明师学习的影响。本书第一章为先生跟随多位明师学习的心悟体验，将之命名为“零金碎玉”。“零金碎玉”是北中医首届教务长、名医施今墨的女婿祝谌予先生所提出，是平日传授给学生们的一些辨证、治疗或用药的相关理论和实践经验。祝先生强调，临床不能小瞧这些零金碎玉，它们既是真言箴言，又是危言禁忌与戒律，往往会在关键时刻给你一个要点重点，从而有效指导临床。可以说对零金碎玉的把握是在中医学特色传承中感性、理性、悟性结合的重要学习方式，是意象思维模式中对医意内涵的深化体现。先生为中华人民共和国成立后培养出来的第一代中医院校大学生，而他所跟随的董建华、任继学、王玉川、祝谌予、李秀林、路志正、王绵之等明师则是深受家传影响的国医之宝。诸位明师均出身家传，幼承庭训，熟读经典，习名家书法，早年既襄诊疗疾，仁心仁术服务民生，善于总结著书立说，创建学派，推动医学进步。其中董建华先生为永炎先生所拜之老师，老先生的第一课就申明需要补上庭训，重谙做人、业医的道德准则，强化尊师重教的“养成”教育；先从写字抄稿做起，晨起半小时端坐写字台前，以毛笔蘸清水练写字，每天在班上抄稿一万字，并列为基本功之一；部署阅读经典医著且要求背诵，董先生申明，只有背诵而后咀嚼消化、验于临证，才真正是自己的学问。而永炎先生与任继学先生一起工作约十年，而且有三十年往来，经常与其彻夜切磋医道，受其影响颇深。其他诸位明师也都是爱生如子，对永炎先生倾囊相授。所以零金碎玉不仅是永炎先生的明医路上之收获，也是前辈医者的明医路上之奉献，对医道的传承具有重要的临床意义和历史意义。

本书第二章以多篇文章的形式体现了永炎先生的明医之路。第一部分以回忆录的形式展现了先生成长、成才、传承、创新的人生历程。第二部分则是给不同年代中医师的八封信，传递了先生对后学殷切期盼的肺腑之声。第三部分则是从现代科学、哲学、心理、美育等科技人文层面给医者们提供了贯彻医道成为明医不得不具备的重要视野。先生历经中医药的几起几落，深刻了解中医药的发展离不开在符合其自身规律基础上的多学科联合创新。中医药学人需要具备对现代科技文明成就的敏感性，重视现代诠释学与古贤哲国学原理的联合分析，并指导中医临床医学实践发挥优势。先生重视暗知识、暗物质、暗能量的发现及信息守恒定律中的天体物理学，重视单光量子不可分割、量子态无须重复与复制等量子力学知识，重视区块链革命、数字孪生模型科技等成就，重视叙事学、诠释学、后现代哲学对还原论和唯理性主义束缚的挣脱等。许多现代物理学、数学、经济学以及人文科学发展的转向均显示出中国哲学时空阴阳易变之象，由幽转明，由玄转常，正负逻辑融合互动的东西方文明互鉴的总趋势。这将有利于回归象思维，复兴中华国学，把握天地阴阳时空的符号系统，传承中国科技文明的大成智慧，迎来中医药学治未病、辨证论治理论临床框架体系的充实、完善、更新。为东西文明的不同质、不通约带来了文明互鉴互动、融汇整合的新契机。

美育体现了天人合德的原创性。古贤哲将人的自然化与自然的人化的美学内涵表述为“物我合一、知行合一、形神共俱、守静至善”，来创造自然与人的合一。本书第三章为先生记述自我的十一篇学诗之作。其中有展现先生对竹子品格的欣然顿悟，有胸怀中医药事业鞠躬尽瘁的诚然使命，也有对人生历经坎坷后的释然超越，更有对儒释道融汇一身的了然从容。人生追求真善美，医道亦然。科技求真，人文求善，艺术求美。“真”强调合规律性、顺应自然规律与学科规律；“善”重视合目的性，不断转换视角，深度共情，服务黎明苍生；而在人生过程与医道之路上产生和谐的关系、对世俗意义的超越、因合目的性和合规律性的统一而体会到的自由都会产生“美”的体验。真善美的融合是医道的最高境界，也是人生的最高境界。直接的和机械的难以带来美，人生的曲折若以审美的视角看待，也变成了别致的光景。明医之路不能随波逐流，也必然会经历人生的起伏，深刻理解正负逻辑执中和合，以自由之精神看待学术，以审美的视角看待人生，在顺境中谦卑，在逆境中蓄力，在诗意中将人生喜乐疾苦升华，尽心为民众健康事业做贡献。

第四章将先生所著序言精选编辑，体现了其包容和合的学术思想。以笛卡尔为中心的还原论思想将西方科技带到了前所未有的高度，然而也逐渐出现弊端，人们在异化与疏离中发觉到问题的存在。现代天文、物理、经济、人文领域的发展不断补充与丰富着人们对于真实世界的认识以及对社会发展的期盼。而中医学人应具有文化自信，我主人随，要敏感地认识到将国学哲理贯彻于国医国药之中。当今西学东渐与东学西渐并存，儒释道思想渗透融合，以整体论为指导的中医学，其深化研究虽不排斥还原分析，然则应当站在历史的范畴，提倡系统论与还原论的整合、农耕文明和工业文明相整合、明知识与暗知识相整合、循证与叙事相整合、数字与理念相整合，也此也彼，而非非此即彼，共同推进生命科学的发展，为创建统一的具有中国特色的新医学做前瞻性的准备。

总之，本书是先生一生业医临床与研究之路的回眸，也是对中医人才多元化多层次多模式培养的期盼，更是对未来中医学发展的期盼。学生深感老师编纂此书的拳拳之意。

天地不言，明医以心求道。

晚学范逸品、李建鹏、纪鑫毓、王昊　敬上

2022 年 8 月